치과
50문 50답

치과
50문 50답

ⓒ 조숭현, 2025

초판 1쇄 발행 2025년 12월 20일

지은이   조숭현
펴낸이   이기봉
편집   좋은땅 편집팀
펴낸곳   도서출판 좋은땅
주소   서울특별시 마포구 양화로12길 26 지월드빌딩 (서교동 395-7)
전화   02)374-8616~7
팩스   02)374-8614
이메일   gworldbook@naver.com
홈페이지   www.g-world.co.kr

ISBN   979-11-388-5194-7 (03510)

50 questions & 50 answers

치과
50문 50답

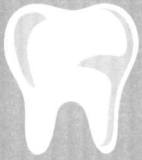

| 조숭현 지음 |

좋은땅

치과 50문 50답:
건강한 미소를 위한 50가지 궁금증 해결!

안녕하세요! 건강한 미소를 위한 여러분의 든든한 가이드. 이 책을 통해 치과에 대한 궁금증을 시원하게 해결해 드리겠습니다. 우리가 평소 궁금했지만 미처 묻지 못했던 치과 상식부터, 알아 두면 훨씬 도움이 되는 심화 정보까지 50가지 질문과 답변으로 구성했습니다. 이제부터 건강한 치아와 잇몸을 위한 여정을 함께 떠나 볼까요?

목차

🦷 Part 3 심미 치료와 치아 교정, 아름다운 미소를 위하여!

Part 1

구강 위생,
기초부터 탄탄하게!

Q: 하루에 양치질은 몇 번 하는 것이 가장 좋은가요?

A: 일반적으로 하루 세 번, 식후 3분 이내, 3분 이상 양치하는 '3. 3. 3 법칙'이 권장됩니다. 하지만 가장 중요한 것은 올바른 방법으로 꼼꼼하게 양치하는 것입니다. 여기서 올바른 양치질은 무엇일까요?

초등학교 때 기억을 되짚어 보면 동그란 원을 그리면서 잇솔질 하거나 그냥 옆으로 하는 횡마법을 떠올리는데요, 조금 더 효과적인 방법은 바스법이라고 하는 잇솔질입니다.

바스법은 칫솔을 45도 각도로 비스듬히 잇몸으로 향한 후 진동을 주면서 하는 법입니다. 이를 통해서 치은열구라는 잇몸부위와 치아 사이사이 면도 닦을 수 있습니다.

Q: 어떤 칫솔을 사용해야 하나요? 칫솔모의 종류는 어떤 것이 좋나요?

A: 자신의 잇몸 상태와 치아 배열에 맞는 칫솔을 선택하는 것이 중요합니다. 보통 부드러운 칫솔모를 가진 칫솔이 잇몸에 자극을 덜 주면서 효과적으로 플라크를 제거합니다. 보통은 일반모를 사용하지만, 어르신 분들 중 잇몸이 약한 분들은 미세모를 통해서 관리하기도 합니다. 그러나 나중에 잇몸이 약해지기 전에 치과를 방문하여 적절한 관리를 받으시면 좋습니다.

Q: 치약은 어떤 성분을 확인하고 골라야 하나요?

1) A: "치약은 그냥 거품만 나면 되는 걸까?"

많은 환자분들이 치약을 고를 때 맛이나 시원한 느낌만 보고 선택하십니다. 하지만 치약은 단순히 입안을 상쾌하게 하는 것이 아니라, **치아와 잇몸을 보호하는 치료제** 같은 역할을 합니다. 즉, 어떤 성분이 들어있는지가 훨씬 더 중요합니다.

2) A: "충치 예방의 핵심, 불소"

치약 성분 중 가장 중요한 건 단연 불소(Fluoride)입니다. 불소는 치아 표면을 단단하게 만들고, 충치균이 만든 산에 저항력을 높여 줍니다. 세계보건기구(WHO)에서도 불소 치약 사용을 공식적으로 권장하고 있습니다.

3) A: "잇몸 건강 지킴이, 항균 성분"

클로르헥시딘, 세틸피리디늄클로라이드(CPC) 같은 성분은 세균 억제에 도움을 줍니다. 잇몸이 잘 붓거나 피가 나는 분들은 항균 성분이 포함된 치약을 쓰면 염증 완화에 효과적입니다. 단, 클로르헥시딘은 2주 이상 장기간 사용하면 착색이 생길 수 있어 주의가 필요합니다.

4) A: "시린 이에는 민감성 완화 성분"

찬 음식에 이가 시린 분들은 **질산칼륨, 불화주석, 아르기닌** 등이 들어간 치약을 고르는 게 좋습니다. 이 성분들이 치아 신경으로 가는 통로(상아세관)를 막아 시림 증상을 줄여 줍니다. 즉, 같은 치약이라도 증상에 따라 선택이 달라져야 합니다.

5) A: "착색이 고민이라면 연마제 · 화이트닝 성분"

커피, 차, 흡연으로 인한 착색이 걱정된다면 연마 성분이 포함된 치약이 도움이 됩니다. **이산화규소, 탄산칼슘** 같은 성분이 치아 표면의 착색을 제거해 밝게 해 줍니다. 다만 과도한 사용은 치아 마모를 부를 수 있으니 주의가 필요합니다.

6) A: "구취 관리에는 항균 + 청량 성분"

입 냄새가 고민인 분들은 CPC, 아연 화합물, 에센셜 오일류(멘톨, 페퍼민트)가 들어간 치약이 좋습니다. 세균 억제와 함께 상쾌한 향으로 구취 완화 효과를 줍니다. 하지만 향으로 가리는 게 아니라 근본 원인 해결이 중요합니다.

7) A: "어린이 치약은 다릅니다"

아이들은 치약을 삼킬 수 있기 때문에 불소 함량이 낮고, 자극이 적은 제품을 써야 합니다. **일반적으로 불소 500ppm 내외**의 어린이 전용 치약을 권장합니다. 연령에 맞는 치약 선택이 꼭 필요합니다.

8) A: "특수 상황에 맞춘 치약도 있다"

임플란트 환자 → 염증 억제 성분이 들어간 치약

교정 환자 → 세균 억제와 플라그 제거에 특화된 치약

이처럼 상황별 맞춤형 치약을 선택하면 관리가 훨씬 수월해집니다.

9) A: "피해야 할 성분도 있다"

과도한 연마제, 합성 계면활성제(라우릴황산나트륨, SLS)는 잇몸에 자극을 줄 수 있습니다. 입안이 자주 헐거나 구내염이 잘 생기는 분들은 이런 성분이 없는 치약을 고르는 것이 안전합니다. 즉, 성분을 확인하는 습관이 필요합니다.

10) A: "치약은 약처럼 골라야 한다"

치약은 단순히 양치 도우미가 아니라 구강 건강을 위한 작은 '치료제'입니다. 저는 환자분들께 항상 "본인 치아 상태에 맞는 치약이 최고의 치약"이라고 말씀드립니다. 성분을 꼼꼼히 보고 고르는 작은 습관이 건강한 치아를 오래 지키는 비밀입니다.

Q: 치실과 치간칫솔, 꼭 사용해야 하나요? 어떤 것을 먼저 사용해야 하나요?

1) A: "양치만으로 충분하지 않은 이유"

많은 환자분들이 하루 세 번 양치를 하는데도 충치나 잇몸병이 생기는 이유는 단순합니다. 칫솔이 닿지 않는 '치아 사이 공간'이 남아 있기 때문입니다. 이 공간을 청소해 주는 도구가 바로 치실과 치간칫솔입니다.

2) A: "치실, 실로 만든 작은 청소기"

치실은 치아와 치아 사이 아주 좁은 틈을 청소할 때 사용합니다. 실이 치아 옆면을 따라 움직이며 플라그를 닦아 내는 원리죠. 얇고 부드러워서 치아가 붙어 있는 젊은 분들에게 특히 적합합니다.

3) A: "치간칫솔, 미니 브러시의 힘"

치간칫솔은 작은 솔 모양으로 생겨 치아 사이 공간에 넣어 사용합니다. 솔이 공간 속 음식물 찌꺼기와 세균막을 쓸어 내듯 청소합니다. 치실로는 닿지 않는 '벌어진 틈'이나 임플란트 주변에도 효과적입니다.

4) A: "언제 치실을 쓰고, 언제 치간칫솔을 쓸까?"

치아가 서로 딱 붙어 있는 경우 → 치실이 효과적입니다.

치아 사이가 벌어져 있거나 잇몸이 내려간 경우 → 치간칫솔이 더 적합합니다.

즉, 두 도구는 경쟁 관계가 아니라 상황에 따라 선택하는 '짝꿍' 도구입니다.

5) A: "나이에 따른 추천 도구"

젊고 잇몸이 건강해 치아가 붙어 있는 경우엔 치실이 필수입니다. 하지만 나이가 들면서 잇몸이 내려가고 공간이 넓어지면 치간칫솔이 필요해집니다. 연령대와 구강 상태에 따라 바꿔야 한다는 점을 꼭 기억해 두셔야 합니다.

6) A: "임플란트와 교정 환자라면?"

임플란트 주위는 잇몸이 붙어 있지 않아 세균이 쉽게 침투합니다. 이때는 치간칫솔 사용이 특히 중요합니다. 교정 중인 분들은 교정 장치 때문에 치실 사용이 어렵기 때문에, 치간칫솔이 더 실용적일 때가 많습니다.

7) A: "잘못 쓰면 오히려 해가 될 수도"

치간칫솔이 너무 크면 치아와 잇몸을 상하게 하고, 치실을 세게 당기면 잇몸에 상처가 날 수 있습니다. 즉, 도구 자체보다 '올바른 사용법' 이 더 중요합니다. 자신에게 맞는 굵기와 방법을 확인하는 것이 필요 합니다.

8) A: "시간보다 꾸준함이 답이다"

치실이나 치간칫솔은 하루 한 번만 제대로 사용해도 효과가 큽니다. 양치 후 몇 초만 투자하면, 충치와 잇몸병을 크게 줄일 수 있습니다. 치아 관리에서 가장 중요한 건 '꾸준함'입니다.

9) A: "치실 vs 치간칫솔, 누가 더 좋을까?"

정답은 "둘 다 필요하다"입니다. 치아가 붙어 있는 부분은 치실이, 벌 어진 공간은 치간칫솔이 담당하는 역할 분담이기 때문입니다. 한쪽만 쓰면 청소가 완벽하지 못할 수 있습니다.

10) A: "내 입에 맞는 도구 찾기"

치아 관리 도구는 의사의 처방처럼 개인 맞춤이어야 합니다. 저는 환 자분들께 입 상태에 맞춰 치실과 치간칫솔 중 어떤 것을 쓰면 좋을지 꼭 알려 드립니다. 내게 맞는 도구를 쓰는 순간, 치아 건강 관리가 훨 씬 쉬워지고 효과도 커집니다.

Q: 구강청결제는 매일 사용해도 괜찮은가요?

A: 구강청결제는 보조적인 구강 위생용품으로, 양치질을 대체할 수 없습니다. 알코올 성분이 없는 제품을 선택하고, 과도한 사용은 오히려 구강 건조를 유발할 수 있으니 주의하세요.

구강청결제가 여러 개가 나와 있는데, 강한 향과 하고 나면 개운한 느낌이나 산뜻한 느낌 덕분에 깨끗해진다고 생각하시는 분들이 많습니다. 하지만, 절대적으로 잇솔질과 치실 사용으로 얻는 이점이 많습니다. 저는 개인적으로 추천드리지 않습니다. 급할 때 사용하기에는 좋아 보입니다.

Q: 혀 클리너는 왜 사용해야 하나요?

1) A: "양치만 하면 충분한 걸까?"

많은 환자분들이 양치질만 열심히 하면 구강 관리가 끝이라고 생각하십니다. 하지만 입 냄새의 절반 이상은 '혀 표면'에서 발생한다는 사실, 알고 계셨나요? 혀 위에 남은 음식물 찌꺼기와 세균막은 눈에 보이지 않지만, 구취와 구강 건강에 큰 영향을 줍니다.

2) A: "혀는 왜 그렇게 쉽게 더러워질까?"

혀 표면은 마치 작은 융단처럼 미세한 돌기가 빽빽하게 늘어서 있습니다. 이 틈새로 음식물 찌꺼기와 세균이 숨어 드는 것이죠. 양치만으로는 이 깊숙한 틈새까지 완벽히 닦기 어렵습니다.

3) A: "혀클리너, 이름 그대로의 도구"

혀클리너는 혀 표면을 부드럽게 긁어 내어 세균과 잔여물을 제거하는 도구입니다. 칫솔로 닦을 수도 있지만, 칫솔모가 혀에 자극을 주거나 오히려 밀어 넣을 수 있습니다. 전용 혀클리너는 혀 표면을 따라 안정적으로 움직이며 잔여물을 효과적으로 제거합니다.

4) A: "입 냄새 잡는 숨은 비밀병기"

혀 위의 백태(흰색 막)는 입 냄새의 큰 원인입니다. 혀클리너를 꾸준히 사용하면 구취를 줄이고, 입안이 훨씬 상쾌해집니다. 단순히 숨결이 산뜻해지는 것뿐만 아니라 자신감도 덩달아 올라갑니다.

5) A: "모양이 왜 이렇게 다양할까?"

혀클리너는 플라스틱, 스테인리스, 고무 등 다양한 재질과 모양이 있습니다. 중요한 건 '본인에게 자극이 덜하고 사용이 편한 것'을 고르는 것입니다. 크게 상관은 없지만, 얇고 단단한 재질이 더 깔끔하게 제거되는 경우가 많습니다.

6) A: "올바른 사용법이 중요하다"

혀를 너무 세게 긁으면 상처가 나거나 통증이 생길 수 있습니다. 사용법은 간단합니다: 혀 뒷부분에서 앞쪽으로 부드럽게 쓸어내리면 됩니다. 하루 한두 번, 양치 후에 해 주는 것이 가장 이상적입니다.

7) A: "민감하신 분들을 위한 팁"

혀클리너를 사용할 때 구역질 반사가 생기는 분들이 많습니다. 이 경우는 혀 뿌리 깊숙이 넣지 말고 중간 부분까지만 사용해도 충분합니다. 조금씩 익숙해지면 점점 더 편안하게 관리할 수 있습니다.

8) A: "혀클리너만으로 충분할까?"

혀클리너가 구취 관리에 큰 도움이 되지만, 단독으로는 완벽하지 않습니다. 칫솔질, 치실, 치간칫솔과 함께 '보조 도구'로서 역할을 할 때 효과가 극대화됩니다. 즉, 혀클리너는 종합적인 구강 관리 중 하나의 퍼즐 조각입니다.

9) A: "피해야 할 잘못된 습관"

일부 환자분들은 효과를 빨리 보려고 하루에도 여러 번 세게 닦으십니다. 하지만 이럴 경우 오히려 혀의 점막이 손상되고 미각에도 영향을 줄 수 있습니다. 중요한 건 '강도보다 꾸준함'이라는 점을 꼭 기억하세요.

10) A: "작은 습관이 큰 변화를 만든다"

혀클리너 사용은 하루 몇 초 투자로 입 냄새와 구강 건강을 크게 바꿀 수 있는 습관입니다. 저는 환자분들께 항상 "혀까지 닦아야 진짜 양치가 끝난다"고 말씀드립니다. 작은 습관이지만, 삶의 질을 높여 주는 중요한 관리법입니다.

Q: 양치질 후 칫솔 관리법은 어떻게 되나요?

1) A: "칫솔, 그냥 물만 털면 끝일까요?"

많은 분들이 양치 후 칫솔을 대충 물로 헹군 뒤 컵에 꽂아 둡니다. 하지만 칫솔은 하루에 여러 번 입 속 세균과 음식물을 닦아 내는 도구입니다. 즉, 양치 후 관리가 제대로 되지 않으면 칫솔 자체가 세균의 온상이 될 수 있습니다.

2) A: "흐르는 물로 꼼꼼히 헹구기"

칫솔질 후에는 칫솔모 사이에 낀 치약, 음식물 찌꺼기를 반드시 깨끗하게 씻어 내야 합니다. 흐르는 물에 칫솔머리를 충분히 흔들어 주면서 세제를 쓰지 않고 헹구는 것이 가장 안전합니다. 잔여물이 남아 있으면 세균 번식의 시작점이 됩니다.

3) A: "물기 제거가 핵심"

세균은 습한 환경을 좋아합니다. 칫솔을 헹군 뒤에는 가볍게 털어 물기를 제거하고 세워 두는 것이 중요합니다. 젖은 채로 덮개를 씌워 두면 오히려 세균이 더 번식합니다.

4) A: "보관은 통풍이 잘 되는 곳에"

칫솔은 욕실 안 밀폐된 공간보다는 통풍이 잘 되는 자리에서 보관해야 합니다. 여러 개를 함께 두더라도 칫솔모끼리 닿지 않게 간격을 두는 것이 좋습니다. 공용 칫솔컵에 바짝 붙여 두면 세균이 옮겨갈 수 있습니다.

5) A: "덮개는 꼭 필요할까?"

많은 분들이 위생을 위해 칫솔 덮개를 사용하시는데, 사실 환기되지 않는 덮개는 세균 번식에 더 유리합니다. 외출 시 이동용으로는 덮개가 유용하지만, 집에서는 통풍이 잘 되도록 보관하는 것이 안전합니다.

6) A: "정기적인 교체가 필수"

아무리 잘 관리해도 칫솔은 소모품입니다. 칫솔모가 벌어지면 세정력이 떨어지고 세균이 더 잘 달라붙습니다. 보통 2~3개월마다, 혹은 칫솔모가 벌어지면 바로 교체하는 것이 원칙입니다.

7) A: "끓이거나 전자레인지 소독은?"

일부 환자분들은 칫솔을 끓이거나 전자레인지에 넣어 소독하기도 합니다. 하지만 이는 칫솔모를 손상시켜 세정력을 떨어뜨릴 수 있습니다. 전용 칫솔 살균기를 쓰거나, 단순히 잘 헹구고 건조하는 것이 더 안전합니다.

8) A: "칫솔 살균기 사용은 도움이 될까?"

UV 칫솔 살균기나 건조기는 세균을 줄이는 데 도움이 될 수 있습니다. 다만, 필수는 아니며 올바른 세척과 건조만으로도 충분히 위생적으로 관리할 수 있습니다. 즉, 살균기는 보조 도구이지 필수품은 아닙니다.

9) A: "가족끼리 칫솔은 철저히 구분"

칫솔을 절대 함께 쓰면 안 됩니다. 칫솔모끼리 닿는 것만으로도 세균이 옮겨 갈 수 있으니, 보관 시 간격을 두는 습관이 필요합니다. 특히 아이와 부모 칫솔은 철저히 구분해야 합니다.

10) A: "칫솔 관리가 곧 구강 건강"

깨끗한 칫솔은 양치의 시작이자 기본입니다. 저는 환자분들께 항상 "칫솔은 내 입 속을 지키는 첫 번째 파수꾼"이라고 말씀드립니다. 칫솔을 어떻게 관리하느냐가 곧 구강 건강의 수준을 좌우합니다.

Q: 어린이는 언제부터 양치질을 시작해야 하나요?

1) A: "아직 아기도 양치를 해야 하나요?"

많은 부모님들이 "이제 막 이가 났는데 벌써 양치를 해야 하나요?"라는 질문을 하십니다. 정답은 '네, 바로 그때부터'입니다. 치아가 보이기 시작하는 순간부터 양치는 필요합니다.

2) A: "첫 치아가 나는 순간이 시작점"

대부분 아기들은 생후 6개월 전후로 앞니가 올라오기 시작합니다. 이 때부터 부드러운 거즈나 손가락 칫솔을 이용해 닦아 주는 것이 좋습니다. 이는 치아 관리뿐 아니라 아이가 구강 청결 습관에 익숙해지는 훈련이기도 합니다.

3) A: "우유병 우식증, 조심하세요"

아직 어린 아이라고 해서 충치가 생기지 않는 것은 아닙니다. 특히 우유병을 물고 잠드는 습관은 앞니에 충치를 일으킬 수 있습니다. 양치를 일찍 시작해야 하는 이유가 여기에 있습니다.

4) A: "불소치약은 언제부터?"

예전에는 아이에게 불소치약을 늦게 권장했지만, 현재는 다릅니다. 삼킬 수 있는 양을 고려해 '쌀알 크기'만큼 소량을 사용하면 생후 12개월 이후부터도 가능합니다. 불소는 치아를 단단하게 하고 충치를 예방하는 데 중요한 역할을 합니다.

5) A: "아이가 스스로 양치할 수 있을까?"

대부분의 아이들은 초등학교 저학년까지 스스로 완벽하게 양치하기 어렵습니다. 손동작이 아직 서툴러 칫솔질이 충분하지 못하기 때문이죠. 따라서 부모님의 '마무리 칫솔질'이 필수입니다.

6) A: "부모가 도와야 하는 기간"

일반적으로 만 7~8세까지는 부모님의 도움이나 확인이 필요합니다. 아이가 혼자 양치를 해도, 부모님이 한 번 더 닦아 주어야 충치 예방 효과가 높습니다. 즉, '스스로 하기 + 부모의 확인'이 이상적인 방법입니다.

7) A: "양치 시간을 놀이로 만들기"

아이들이 양치를 싫어하지 않도록 '놀이처럼' 만드는 것이 좋습니다. 노래를 틀어놓고 2분 동안 닦기, 스티커 보상판 만들기 등 재미 요소를 더하면 꾸준히 습관화할 수 있습니다. 양치는 '즐겁다'는 경험으로 연결되는 것이 가장 중요합니다.

8) A: "칫솔 선택도 다릅니다"

어린이 칫솔은 머리가 작고, 모가 부드러워야 합니다. 또 손잡이가 두 껍고 짧아야 아이들이 잡기 쉽습니다. 칫솔 선택부터 아이의 구강 상 태와 습관에 맞게 해 주는 것이 필요합니다.

9) A: "양치보다 더 중요한 습관"

양치만큼 중요한 건 '단 음식 조절'입니다. 간식과 음료를 자주 먹으면 아무리 양치를 해도 충치가 생길 수 있습니다. 올바른 식습관 + 양치 습관이 함께 갈 때 충치 예방 효과가 배가됩니다.

10) A: "어릴 때부터 시작해야 평생 간다"

양치는 단순한 구강 청결이 아니라, 평생 건강을 지키는 습관입니다. 아이에게 언제부터 양치를 해야 할까? 답은 '이가 나는 순간부터'입니 다. 작은 습관이 아이의 치아와 자신감을 지켜 줍니다.

Q: 양치질할 때 피가 나면 왜 그런가요?

1) A: "칫솔질만 했는데 피가 난다고요?"

많은 환자분들이 양치 후 피가 나면 '칫솔질을 너무 세게 해서 그런가?' 하고 생각하십니다. 하지만 대부분의 경우, 칫솔 때문이 아니라 **잇몸 상태가 안 좋아서** 피가 나는 것입니다. 즉, 피가 난다는 건 잇몸이 보내는 경고 신호입니다.

2) A: "치은염, 잇몸병의 시작"

양치할 때 피가 나는 가장 흔한 원인은 **치은염**입니다. 치아와 잇몸 사이에 플라그와 치석이 쌓여 염증이 생긴 상태죠. 잇몸이 붓고 약해져 조금만 자극을 받아도 쉽게 피가 납니다.

3) A: "방치하면 치주염으로"

치은염을 제때 치료하지 않으면 염증이 잇몸뼈까지 번져 **치주염**으로 진행합니다. 이때는 피가 나는 것뿐만 아니라, 잇몸이 내려가고 치아가 흔들릴 수도 있습니다. 즉, 작은 피 한 방울이 치아 상실로 이어질 수 있다는 뜻입니다.

4) A: "스케일링이 첫걸음"

잇몸에서 피가 나는 경우, 우선적으로 스케일링을 통해 원인인 치석을 제거해야 합니다. 스케일링은 단순히 치아 청소가 아니라 잇몸병 치료의 기본 과정입니다. 피가 나는 부위가 깨끗해지면 대부분 증상이 빠르게 호전됩니다.

5) A: "칫솔질은 멈추면 안 됩니다"

피가 난다고 칫솔질을 피하면 오히려 플라그가 더 쌓여 염증이 심해집니다. 중요한 건 올바른 방법으로, 부드럽게 하지만 꼼꼼하게 닦는 것입니다. 저는 환자분들께 항상 "피가 나도 양치는 계속해야 한다"고 말씀드립니다.

6) A: "치실과 치간칫솔의 역할"

칫솔만으로는 치아 사이까지 완벽히 닦을 수 없습니다. 치실과 치간칫솔을 함께 사용하면 잇몸 염증을 유발하는 세균을 훨씬 줄일 수 있습니다. 특히 피가 나는 부위일수록 보조 도구가 꼭 필요합니다.

7) A: "흡연과 당뇨도 큰 영향"

흡연자는 잇몸 혈류가 줄어들어 염증이 잘 생기고, 피가 나는 신호가 늦게 나타납니다. 또 당뇨 환자분들은 면역력이 약해 잇몸병이 빠르게 진행할 수 있습니다. 생활습관과 전신질환도 잇몸 출혈에 중요한 요인입니다.

8) A: "비타민과 영양도 관계 있다"

비타민 C가 부족하면 잇몸이 약해지고 쉽게 피가 날 수 있습니다. 균형 잡힌 식습관은 잇몸 건강을 지키는 또 다른 방법입니다. 즉, 잇몸은 구강 관리뿐만 아니라 전신 건강과도 연결됩니다.

9) A: "양치할 때 피, 그냥 두면 안 되는 이유"

'조금 피 나는 거야 괜찮겠지' 하고 넘기면 병을 키우는 셈입니다. 출혈은 치아와 잇몸이 보내는 **첫 번째 구조 신호**입니다. 이 신호를 무시하지 않는 것이 치아를 지키는 지름길입니다.

10) A: "건강한 잇몸은 피가 나지 않습니다"

양치할 때 피가 난다면, 그건 칫솔질 때문이 아니라 잇몸 문제일 가능성이 큽니다. 저는 환자분들께 항상 "정상적인 잇몸은 칫솔질에도 피가 나지 않는다"고 강조합니다. 작은 피 한 방울이 치아 건강을 지키는 중요한 메시지라는 점을 꼭 기억하세요.

Q: 스케일링은 꼭 해야 하나요? 얼마나 자주 해야 하나요?

1) A: "양치만 열심히 하면 괜찮지 않나요?"

많은 환자분들이 매일 세 번 양치하는데 왜 또 스케일링이 필요하냐고 물으십니다. 칫솔질만으로는 치아와 잇몸 사이 깊숙한 곳에 낀 딱딱한 치석을 제거하기 어렵습니다. 즉, 양치와 스케일링은 서로 보완적인 역할을 합니다.

2) A: "치석은 왜 문제일까?"

치석은 단순히 보기 싫은 노란 돌덩이가 아닙니다. 세균이 그 안에 숨어 있어 잇몸병, 입 냄새, 충치까지 유발할 수 있습니다. 마치 수도관 안에 낀 녹처럼, 시간이 지날수록 치아 건강 전체를 망가뜨립니다.

3) A: "스케일링은 세차처럼"

스케일링은 치아에 붙은 치석과 플라그를 '청소기처럼' 제거하는 과정입니다. 자동차에 때가 끼면 세차를 하듯, 치아도 정기적으로 관리가 필요합니다. 깨끗해진 표면 위에서 양치 효과도 훨씬 좋아집니다.

4) A: "정말 1년에 한 번이면 충분할까?"

건강보험에서는 1년에 한 번 스케일링을 지원합니다. 하지만 잇몸이 약하거나 치석이 잘 생기는 분들은 그보다 더 자주 필요할 수 있습니다. '횟수'가 아니라 '내 잇몸 상태'에 따라 조절하는 게 맞습니다.

5) A: "통증이 무서워서 못 하겠어요"

스케일링은 딱딱한 치석을 기계로 떼어 내는 과정이라 시림이나 불편감이 있을 수 있습니다. 하지만 시술 전 마취 크림이나 가벼운 마취를 사용하면 대부분 편안하게 받을 수 있습니다. 무서워서 미루기보다는, 편안한 방법을 찾는 것이 현명합니다.

6) A: "스케일링 후 이가 시린 이유"

치석으로 덮여 있던 부분이 드러나면서 일시적으로 시린 증상이 생길 수 있습니다. 이는 치아가 건강해지고 있다는 신호이기도 합니다. 대부분 며칠 내에 회복되니 크게 걱정하지 않으셔도 됩니다.

7) A: "스케일링이 치아를 깎는 건 아닙니다"

간혹 스케일링을 하면 치아가 닳는다고 오해하는 분들이 있습니다. 하지만 실제로는 치석만 제거되는 것이며 치아는 손상되지 않습니다. 오히려 치석을 방치하는 것이 치아를 잃게 되는 지름길입니다.

8) A: "잇몸 건강을 지키는 첫걸음"

스케일링은 단순히 치아 청소가 아니라, 잇몸병을 예방하는 가장 기본적인 치료입니다. 잇몸이 붓거나 피가 나는 분들에게는 특히 필수적입니다. 건강한 치아는 결국 튼튼한 잇몸에서 나온다는 점을 잊지 마셔야 합니다.

9) A: "심미적인 효과까지"

스케일링은 치아 본연의 색을 되찾는 데에도 도움이 됩니다. 착색이 줄고 매끈해져, 웃을 때 자신감이 생기죠. 단순히 건강뿐만 아니라 미소의 아름다움도 지켜 줍니다.

10) A: "스케일링, 선택이 아닌 필수"

스케일링은 특정한 사람이 하는 특별한 치료가 아닙니다. 누구에게나 필요하고, 치아와 잇몸을 오래 쓰기 위한 기본 관리입니다. 저는 환자분들께 항상 "스케일링은 치아의 정기검진이자 필수 예방 치료"라고 말씀드립니다.

Part 2

치과 질환,
똑똑하게 대처하기!

11

Q: 충치는 왜 생기나요? 초기 증상은 무엇인가요?

1) A: "충치, 단순히 달달한 걸 많이 먹어서일까?"

많은 분들이 충치를 "사탕을 많이 먹어서 생기는 병"으로만 생각합니다. 하지만 실제로는 **세균, 음식, 치아, 시간** 이 네 가지가 함께 작용하면서 충치가 생깁니다. 즉, 단순히 단 음식을 피하는 것만으로는 충분하지 않습니다.

2) A: "세균이 충치의 주범"

우리 입속에는 수많은 세균이 살고 있습니다. 특히 **뮤탄스균**이라는 세균은 음식 속 당분을 먹고 산 뒤 산(酸)을 만들어 냅니다. 이 산이 치아 표면을 녹이며 충치의 시작점이 되는 것이죠.

3) A: "단 음식이 불씨가 된다"

사탕, 초콜릿, 음료수 속의 당분은 세균의 '먹이'입니다. 먹이를 얻은 세균은 활발하게 활동하며 산을 많이 만들어 내고, 이로 인해 치아가 약해집니다. 즉, 단 음식은 세균에게 연료를 공급하는 역할을 합니다.

4) A: "치아의 강도도 차이를 만든다"

같은 음식을 먹어도 어떤 분은 충치가 잘 생기고, 어떤 분은 덜 생깁니다. 치아의 두께, 법랑질의 강도, 타액 분비량이 사람마다 다르기 때문입니다. 즉, 유전적 · 체질적 요인도 충치 발생에 중요한 영향을 줍니다.

5) A: "시간이 곧 충치의 동반자"

음식물이 오래 입안에 머무를수록 세균 활동 시간이 길어집니다. 특히 잠들기 전 양치를 하지 않고 자면, 수면 중에는 침 분비가 줄어 충치가 훨씬 잘 생깁니다. 충치는 '단 음식 + 시간'이 결합될 때 폭발적으로 진행됩니다.

6) A: "작은 구멍에서 시작되는 큰 문제"

초기 충치는 눈에 잘 보이지 않을 정도로 미세한 하얀 반점으로 시작합니다. 하지만 이를 방치하면 서서히 구멍이 커지고, 결국 신경치료까지 이어질 수 있습니다. 작은 충치일 때 잡아야 치아를 살릴 수 있습니다.

7) A: "치아 사이, 사각지대"

충치는 특히 칫솔이 닿기 힘든 치아 사이와 어금니 골짜기 부분에서 잘 생깁니다. 그래서 치실이나 치간칫솔 같은 보조 도구가 필수적입니다. 양치만으로는 충치 예방이 완벽하지 않은 이유가 여기에 있습니다.

8) A: "침의 놀라운 역할"

침은 단순히 입안을 적시는 역할이 아닙니다. 입속 산을 중화시키고, 세균을 씻어 내며, 치아 표면을 보호하는 중요한 역할을 합니다. 따라서 입이 마른 분들은 충치가 훨씬 잘 생깁니다.

9) A: "생활 습관이 충치를 만든다"

단 음식을 조금 먹더라도 한 번에 먹고 양치를 하면 충치가 덜 생깁니다. 하지만 하루 종일 군것질을 자주 하면 치아가 산에 반복적으로 노출되어 충치가 쉽게 생깁니다. 즉, '무엇을 먹느냐'보다 '어떻게 먹느냐'가 더 중요합니다.

10) A: "충치 예방은 결국 습관"

충치는 세균, 음식, 치아, 시간의 합작품입니다. 이를 막으려면 올바른 양치 습관, 보조 도구 사용, 규칙적인 검진이 필수입니다. 저는 환자분들께 항상 "충치는 운이 아니라 습관의 결과"라고 말씀드립니다.

12

Q: 충치 치료는 어떻게 이루어지나요?

1) A: "충치는 알아도, 치료 과정은 모른다?"

많은 환자분들이 충치 치료는 '치아를 깎고 메운다' 정도로만 알고 계십니다. 하지만 실제 과정은 생각보다 더 체계적이고, 치아 상태에 따라 단계가 달라집니다. 오늘은 충치 치료의 전반적인 흐름을 쉽게 설명해 드리겠습니다.

2) A: "첫 단계, 정확한 진단"

치과에 오시면 먼저 엑스레이 촬영이나 시진(눈으로 보는 검사)을 통해 충치 깊이를 확인합니다. 겉으로는 작은 충치처럼 보여도, 속에서는 훨씬 깊게 진행된 경우가 많습니다. 따라서 정확한 진단이 치료 방향을 결정하는 첫걸음입니다.

3) A: "충치 부위를 제거한다"

충치는 세균에 의해 부패한 부분이라, 그대로 두면 퍼져 나갑니다. 먼저 드릴 또는 수기구를 이용해 충치 조직을 제거합니다. 아픈 부위를 도려 내는 과정이라고 생각하시면 이해가 쉽습니다.

4) A: "깨끗하게 소독"

충치 조직을 제거한 뒤, 그 공간을 소독해 세균을 최대한 없애 줍니다. 세균이 남아 있으면 충치가 다시 생기거나 염증이 생길 수 있기 때문입니다. 이 과정이 충치 치료의 안전성을 좌우합니다.

5) A: "빈 공간을 메우기"

충치를 제거하고 나면 치아에 구멍이 생깁니다. 이 구멍을 그대로 두면 음식물이 끼고 더 망가지기 때문에 **레진, 인레이, 크라운** 등으로 메워 줍니다. 즉, 치아의 기능과 모양을 회복하는 단계입니다.

6) A: "충치 깊이에 따라 달라지는 치료"

얕은 충치 → 레진으로 간단히 메움

깊은 충치 → 인레이나 크라운 필요

신경 가까운 충치 → 신경치료(근관치료) 후 보철 진행

치의 깊이에 따라 치료 범위가 달라집니다.

7) A: "신경까지 갔을 때는?"

충치가 신경까지 진행되면 단순히 메우는 것만으로는 부족합니다. 이때는 감염된 신경을 제거하고, 뿌리 내부를 소독한 뒤 채워 넣는 **신경치료**가 필요합니다. 이 과정을 거친 후 크라운으로 치아를 덮어 보호합니다.

8) A: "치료 후 관리도 중요합니다"

충치 치료가 끝났다고 끝이 아닙니다. 치료 부위는 경계면에서 다시 충치가 잘 생기기 때문에, 양치와 치실 사용이 더욱 중요합니다. 즉, 충치 치료 후 관리가 재발을 막는 핵심입니다.

9) A: "통증이 없다고 치료를 미루면"

충치는 진행되어도 통증이 없는 경우가 많습니다. 하지만 신경까지 도달하면 갑자기 극심한 통증이 찾아옵니다. 초기 충치일 때 치료하는 것이 치아 보존과 비용·시간 절약에 가장 유리합니다.

10) A: "충치 치료는 예방의 연장선"

충치 치료는 단순히 구멍을 메우는 작업이 아니라, 치아를 오래 쓰기 위한 예방의 과정입니다. 저는 환자분들께 항상 "충치 치료는 치아를 살리는 구조 작업"이라고 말씀드립니다. 치료보다 더 중요한 건 정기적인 검진과 올바른 관리입니다.

13

Q: 충치가 너무 심해서 신경 치료를 해야 한다는데, 신경 치료는 어떤 과정인가요?

1) A: "치아가 너무 아플 때 선택하는 마지막 방법"

충치가 깊어져 신경까지 침범하면, 단순히 때우는 것으로는 해결되지 않습니다. 이때 필요한 치료가 바로 신경치료(근관치료)입니다. 말 그대로 치아 안의 신경을 치료해 치아를 살리는 과정입니다.

2) A: "먼저 정확한 진단부터"

엑스레이 촬영을 통해 신경 손상 정도와 염증의 범위를 확인합니다. 치아 내부 뿌리(근관)의 모양과 길이를 파악해야 안전한 치료가 가능합니다. 진단은 신경치료의 성공률을 높이는 첫 단계입니다.

3) A: "치아 안쪽으로 들어가는 통로 만들기"

치아 윗부분(치관)에 작은 구멍을 뚫어 뿌리 속 신경관으로 진입합니다. 마치 건물 지하 배관을 수리하기 위해 입구를 만드는 과정과 비슷합니다. 이 통로를 통해 신경과 감염 조직을 제거하게 됩니다.

4) A: "손상된 신경 조직 제거"

작은 기구와 파일을 이용해 감염된 신경 조직과 세균을 제거합니다. 이 과정에서 치아 내부를 넓히고 청소하여 염증을 없애는 것이 핵심입니다. 남아 있는 신경이나 세균이 있으면 재발할 수 있기 때문에 꼼꼼함이 필요합니다.

5) A: "철저한 소독"

신경 조직을 제거한 뒤에는 내부를 소독액으로 깨끗하게 세척합니다. 이 단계는 남아 있는 세균을 최대한 없애 재감염을 막는 중요한 과정입니다. 마치 상처를 깨끗하게 소독하는 것과 같은 원리입니다.

6) A: "근관을 메워 밀폐하기"

깨끗이 소독한 신경관은 비워진 채로 두면 세균이 다시 들어올 수 있습니다. 그래서 '고무 재질의 재료(거타퍼챠)'로 뿌리 끝까지 빈 공간을 꽉 채워 밀폐합니다. 이로써 신경관은 다시 세균이 들어가지 못하는 안전한 통로가 됩니다.

7) A: "치아의 뚜껑을 닫는다"

신경관을 채운 뒤에는 치아 윗부분을 임시로 또는 영구적으로 메웁니다. 하지만 신경치료를 받은 치아는 구조적으로 약해져 있기 때문에, 보통 크라운(인공 보철물)으로 씌워 보호하는 것이 필요합니다.

8) A: "치료 횟수는 왜 다를까?"

경우에 따라 신경치료는 1회로 끝나기도, 3~4회 이상 걸리기도 합니다. 뿌리의 모양, 염증 정도, 환자의 증상에 따라 달라집니다. 즉, 환자마다 치료 횟수가 다른 건 정상적인 일입니다.

9) A: "치료 후 관리가 중요하다"

신경치료가 끝났다고 치아가 완전히 회복된 것은 아닙니다. 치아는 이미 약해진 상태이므로, 정기 검진과 올바른 구강 관리가 필요합니다. 또한 딱딱한 음식은 피하는 것이 안전합니다.

10) A: "신경치료는 치아를 지키는 마지막 보루"

신경치료는 치아를 뽑지 않고 살릴 수 있는 마지막 기회입니다. 저는 환자분들께 항상 "신경치료는 치아를 지키는 구조 공사"라고 설명해 드립니다. 조금 번거롭더라도, 내 치아를 오래 쓰기 위한 소중한 과정입니다.

14

Q: 신경 치료 후에는 꼭 크라운을 씌워야 하나요?

1) A: "신경치료 끝났는데 왜 또 덮어야 할까요?"

많은 환자분들이 신경치료 후 크라운을 권유받으면 "이미 아픈 신경은 다 뺐는데 왜 또 필요하죠?"라고 물으십니다. 하지만 신경치료가 끝났다고 치아 문제가 완전히 끝난 건 아닙니다. 사실 이때부터 치아는 더 취약해집니다.

2) A: "신경치료 후 치아는 속이 비워진 집"

신경치료는 치아 속 신경과 감염된 조직을 제거하는 과정입니다. 즉, 치아 내부가 비워져 단단함이 줄어든 상태가 됩니다. 겉으로 멀쩡해 보여도 안쪽은 약해진 빈집 같은 상태라고 생각하시면 이해가 쉽습니다.

3) A: "깨지기 쉬운 유리컵 같은 치아"

신경이 없는 치아는 혈액 공급이 줄어 수분이 마르고 약해집니다. 그래서 평소 씹는 힘에도 쉽게 금이 가거나 깨질 수 있습니다. 특히 어금니처럼 씹는 힘이 강한 곳은 더욱 위험합니다.

4) A: "크라운은 보호막"

크라운은 약해진 치아 전체를 감싸 보호하는 역할을 합니다. 마치 헬멧이나 방탄 유리처럼, 외부 충격으로부터 치아를 지켜 줍니다. 이 과정이 없다면 치아가 깨져 버려 결국 뽑아야 하는 경우가 생길 수 있습니다.

5) A: "모든 치아가 다 크라운이 필요한 건 아닙니다"

앞니처럼 씹는 힘이 약하고 심미적인 역할이 중요한 치아는 꼭 크라운이 필요하지 않을 수도 있습니다. 하지만 어금니처럼 힘이 많이 가해지는 곳은 크라운이 사실상 필수에 가깝습니다. 즉, 치아 위치와 상황에 따라 달라집니다.

6) A: "크라운을 하지 않았을 때의 위험"

크라운을 하지 않은 채로 두면, 작은 금에서 시작해 치아가 쪼개지는 경우가 많습니다. 이때는 신경치료를 했음에도 불구하고 결국 발치로 이어질 수 있습니다. 즉, 치료를 오래 쓰기 위해서라도 마무리가 필요합니다.

7) A: "비용 때문에 고민되시죠"

많은 환자분들이 크라운 비용 때문에 고민하시지만, 사실 치아를 잃었을 때의 비용이 훨씬 큽니다. 임플란트나 브릿지를 하려면 시간과 비용 모두 더 들어갑니다. 크라운은 치아를 오래 지키기 위한 '보험' 같은 개념이라고 이해하시면 됩니다.

8) A: "재료에 따라 달라지는 선택"

크라운은 금, 지르코니아, 도재 등 여러 재료가 있습니다. 심미적인 앞니는 자연스럽게 보이는 재료를, 어금니는 강도를 우선하는 재료를 고르는 경우가 많습니다. 상황에 따라 맞춤 선택이 필요합니다.

9) A: "오해 하나, 크라운 하면 다시는 충치가 안 생긴다?"

크라운은 치아를 감싸 보호하지만, 경계 부분에는 여전히 충치가 생길 수 있습니다. 따라서 정기적인 관리와 검진이 꼭 필요합니다. 크라운은 '끝'이 아니라 '관리의 시작'입니다.

10) A: "치아를 지키는 최선의 선택"

신경치료 후 크라운은 단순한 선택이 아니라 치아를 오래 쓰기 위한 보호 장치입니다. 저는 환자분들께 항상 "신경치료는 시작이고, 크라운은 마침표"라고 말씀드립니다. 작은 마무리 차이가 치아의 수명을 크게 바꿀 수 있습니다.

15

Q: 잇몸에서 피가 자주 나는데 잇몸병인가요? 잇몸병의 증상은 무엇인가요?

1) A: "양치할 때 피나는 게 정상일까요?"

많은 환자분들이 양치할 때 피가 나는 걸 대수롭지 않게 생각합니다. 하지만 이는 **잇몸이 보내는 첫 번째 경고 신호**일 수 있습니다. 정상적인 잇몸은 칫솔질만으로 피가 나지 않습니다.

2) A: "붓고 빨개진 잇몸"

잇몸병이 시작되면 잇몸이 부풀고 붉게 변합니다. 마치 살짝 덧난 상처처럼 붉고 쉽게 자극을 받는 상태가 됩니다. 이 시기를 **치은염**이라고 부릅니다.

3) A: "잇몸에서 냄새가 난다"

세균이 잇몸 속에 쌓이면 특유의 불쾌한 냄새가 납니다. 아무리 양치를 해도 금방 냄새가 돌아온다면 잇몸 문제를 의심해야 합니다. 입냄새의 큰 원인 중 하나가 바로 잇몸병입니다.

4) A: "음식물이 잘 낀다"

잇몸이 부어올라 치아 사이 공간이 변형되면 음식물이 더 자주 낍니다. 이 때문에 양치 후에도 입안이 찝찝하게 느껴집니다. 반복되면 세균이 더 쌓여 악순환이 생깁니다.

5) A: "잇몸이 내려간 것 같아요"

잇몸병이 진행되면 잇몸이 점점 아래로 내려앉습니다. 그 결과 치아가 길어 보이고, 시린 증상이 동반되기도 합니다. 이는 **치주염으로 진행됐다는 신호**일 수 있습니다.

6) A: "이가 흔들리기 시작한다"

치주염이 심해지면 치아를 붙잡고 있던 뼈가 녹기 시작합니다. 이로 인해 치아가 흔들리고, 심한 경우엔 저절로 빠질 수도 있습니다. 이 단계까지 가면 치아를 살리기가 어렵습니다.

7) A: "고름이 나오는 경우도 있다"

잇몸이 심하게 염증에 잠식되면 고름이 나올 수 있습니다. 치아를 누르거나 잇몸을 만졌을 때 하얀 고름이 보이면 이미 많이 진행된 상태입니다. 이 경우 치과 치료가 반드시 필요합니다.

8) A: "통증이 없다고 안심할 수 없다"

잇몸병은 초기에 통증이 거의 없습니다. 그래서 '아프지 않으니까 괜찮겠지' 하고 방치하다가 악화되는 경우가 많습니다. 조기 발견이 중요한 이유입니다.

9) A: "전신 건강에도 영향을 준다"

잇몸병은 구강에만 머물지 않습니다. 심혈관 질환, 당뇨, 조산 등 전신 질환과도 깊은 관련이 있다는 연구 결과가 많습니다. 즉, 잇몸병은 전신 건강의 적신호이기도 합니다.

10) A: "작은 신호를 놓치지 마세요"

양치할 때 피가 난다, 잇몸이 붓는다, 입냄새가 심하다— 이 모두가 잇몸병의 증상입니다. 저는 환자분들께 항상 "잇몸이 건강해야 치아도 건강하다"고 말씀드립니다. 작은 변화라도 놓치지 않는 것이 치아를 오래 지키는 비결입니다.

16

Q: 잇몸병은 어떻게 치료하나요?

1) A: "치아는 멀쩡한데 왜 잇몸에서 피가 날까요?"

많은 환자분들이 양치할 때 피가 나면 칫솔질을 멈춥니다. 하지만 사실 이는 치아가 아니라 **잇몸이 보내는 경고 신호**입니다. 피가 난다는 건 잇몸병이 시작됐다는 뜻일 수 있습니다.

2) A: "잇몸병은 치아 주변의 염증"

잇몸병은 세균이 치아와 잇몸 사이에 쌓여 잇몸에 염증을 일으키는 상태입니다. 처음에는 잇몸이 붓고 피가 나는 **치은염**으로 시작합니다. 방치하면 뼈까지 손상시키는 **치주염**으로 진행되어 치아를 잃을 수 있습니다.

3) A: "스케일링이 1차 치료"

잇몸병 치료의 첫걸음은 스케일링입니다. 치아 표면과 잇몸 밑에 붙은 치석과 세균막을 제거해 염증 원인을 없애는 것이죠. 마치 수도관에 낀 때를 청소하듯, 뿌리 원인을 제거하는 과정입니다.

4) A: "잇몸 깊은 곳은 치근활택술"

단순 스케일링으로 해결되지 않을 정도로 뿌리 깊이 치석이 있는 경우가 있습니다. 이때는 치근활택술(루트플래닝)이라는 과정을 통해 치근 표면을 매끄럽게 다듬습니다. 이렇게 하면 세균이 다시 달라붙는 것을 막고, 잇몸이 회복될 수 있습니다.

5) A: "심한 경우엔 잇몸 수술도 필요"

치주염이 많이 진행되면 치석이 잇몸 안쪽 깊이 숨어 있습니다. 이럴 때는 잇몸을 열고 안쪽까지 직접 청소하는 **잇몸 수술**이 필요할 수 있습니다. 이는 치아를 최대한 오래 살리기 위한 마지막 방어선입니다.

6) A: "약만 먹어서는 낫지 않습니다"

잇몸이 붓거나 아프면 항생제나 소염제를 복용하는 경우가 있습니다. 하지만 이는 일시적인 진정 효과일 뿐, 원인을 없애지 못합니다. 잇몸병은 반드시 원인인 **치석과 세균막 제거**가 핵심입니다.

7) A: "치료 후 관리가 절반"

잇몸 치료는 시술로 끝나는 게 아닙니다. 양치질 습관, 치실·치간칫솔 사용, 정기 검진이 이어져야 재발을 막을 수 있습니다. 환자와 의사의 협력이 함께할 때 결과가 달라집니다.

8) A: "생활 습관이 잇몸 건강을 좌우"

흡연은 잇몸 혈류를 방해해 치료 효과를 떨어뜨립니다. 단 음식, 불규칙한 식습관도 염증을 악화시킵니다. 즉, 잇몸병 치료는 생활습관 관리와 세트로 가야 합니다.

9) A: "잇몸병은 만성질환입니다"

잇몸병은 한 번 치료한다고 끝나는 병이 아닙니다. 당뇨병처럼 관리가 필요한 만성질환의 개념으로 접근해야 합니다. 정기적인 체크와 관리가 평생 건강한 잇몸을 지키는 비결입니다.

10) A: "결국은 조기 발견이 답"

잇몸병은 초기에 잡으면 간단히 해결되지만, 진행되면 치아 상실로 이어집니다. 저는 환자분들께 항상 "잇몸은 치아의 뿌리이자 기초"라고 말씀드립니다. 기초가 무너지면 아무리 좋은 치아도 오래 버틸 수 없습니다.

17

Q: 사랑니는 꼭 빼야 하나요? 언제 빼는 것이 좋은가요?

1) A: "사랑니, 이름은 예쁜데 현실은?"

사랑니는 10대 후반~20대 초반에 맨 안쪽에서 올라오는 마지막 어금니입니다. '사랑을 아는 나이에 난다' 해서 이름은 예쁘지만, 대부분의 환자분들에게는 골칫덩이입니다. 그래서 "꼭 뽑아야 하나요?"라는 질문을 많이 받습니다.

2) A: "곱게 나온 사랑니는 괜찮습니다"

사랑니가 바르게 나고, 맞은편 치아와 잘 맞물려 정상적으로 기능한다면 꼭 뺄 필요는 없습니다. 실제로 일부 환자분들은 사랑니를 정상적으로 사용하기도 합니다. 즉, 모든 사랑니가 무조건 발치 대상은 아닙니다.

3) A: "문제는 비뚤게 나는 경우"

사랑니는 공간이 부족해 옆으로 기울거나 반쯤만 나오는 경우가 많습니다. 이럴 때는 음식물이 잘 끼고, 양치질이 어려워 충치나 잇몸병의 원인이 됩니다. 특히 앞쪽 어금니까지 함께 망가뜨릴 수 있어 문제가 됩니다.

4) A: "통증과 붓기, 반복되는 잇몸염증"

반쯤 난 사랑니는 주변 잇몸에 염증을 자주 일으킵니다. 심하면 얼굴이 붓고, 입을 벌리기 힘들 정도로 통증이 생깁니다. 이런 증상이 반복된다면 발치를 권장합니다.

5) A: "치열에도 악영향을 줄 수 있다"

사랑니가 옆 치아를 밀어내면 전체 치열이 틀어질 수 있습니다. 특히 교정 치료를 받은 분들은 사랑니 때문에 치아 배열이 무너질 수 있습니다. 예방 차원에서 발치를 고려하는 경우가 많습니다.

6) A: "충치와 잇몸병의 숨은 원인"

사랑니는 칫솔이 잘 닿지 않아 충치가 잘 생깁니다. 문제는 사랑니만 썩는 게 아니라, 바로 앞 어금니까지 함께 충치가 생기기 쉽다는 점입니다. 그래서 주변 치아를 지키기 위해서라도 발치를 권유하는 경우가 많습니다.

7) A: "사랑니 발치가 꼭 어려운 건 아닙니다"

간혹 환자분들이 사랑니 발치를 무섭게 생각하시지만, 꼭 큰 수술만 있는 건 아닙니다. 위쪽 사랑니처럼 간단히 뽑히는 경우도 많습니다. 난이도는 사랑니의 위치, 뿌리 모양, 뼈 상태에 따라 달라집니다.

8) A: "언제 뽑는 게 좋을까?"

사랑니 발치는 보통 20대 초반에 하는 것을 권장합니다. 젊을수록 뼈가 단단하지 않아 발치가 쉽고, 회복도 빠릅니다. 40대 이후로는 발치 난도가 올라가고 합병증 위험이 커질 수 있습니다.

9) A: "모든 사랑니를 무조건 뽑는 건 아니다"

사랑니가 잇몸 안쪽 뼈에 완전히 묻혀 있고, 문제가 전혀 없다면 관찰만 하기도 합니다. 즉, 사랑니 발치는 환자 상태를 보고 결정하는 맞춤형 치료입니다. '무조건'이 아니라 '필요할 때' 뽑는 것이 원칙입니다.

10) A: "사랑니, 남겨둘지 뺄지의 기준"

사랑니는 곱게 잘 나와 기능을 한다면 남길 수 있습니다. 하지만 잦은 염증, 충치, 치열 문제를 일으킨다면 발치가 필요합니다. 저는 환자분들께 항상 "사랑니는 치아가 아니라 상황을 보고 결정하는 치아"라고 말씀드립니다.

18

Q: 치아 시림 증상은 왜 나타나나요? 어떻게 완화할 수 있나요?

1) A: "아이스크림 한 입에 오는 번개 같은 통증"

차가운 음식을 먹을 때 갑자기 찌릿한 느낌, 한 번쯤 경험해 보셨을 겁니다. 이게 바로 흔히 말하는 **치아 시림 증상**입니다. 순간적으로 신경을 자극하는 통증이라, 환자분들께서 가장 불편해하는 증상 중 하나입니다.

2) A: "치아 속 구조를 먼저 알아야 합니다"

치아는 겉의 단단한 **법랑질**, 그 아래의 **상아질**, 그리고 중심부의 신경(치수)로 이루어져 있습니다. 이 중 상아질에는 미세한 관(상아세관)이 있어 외부 자극이 곧바로 신경까지 전달됩니다. 즉, 상아질이 노출되면 시림 증상이 쉽게 발생하는 것이죠.

3) A: "시림의 가장 흔한 원인, 잇몸 퇴축"

나이가 들거나 잇몸병이 생기면 잇몸이 내려앉으면서 치아 뿌리가 드러납니다. 뿌리 부위는 법랑질이 없고 상아질이 바로 노출되어 있어 찬 음식에 민감합니다. 이것이 '나이 들수록 이가 시리다'라는 말을 만드는 주된 이유입니다.

4) A: "충치도 시림을 부른다"

충치가 생기면 법랑질이 손상되고 상아질이 드러납니다. 상아세관을 통해 차갑거나 뜨거운 자극이 신경으로 직접 전달되면서 시림이 발생합니다. 따라서 단순 시림이 충치의 신호일 수도 있습니다.

5) A: "과도한 칫솔질의 역습"

치아를 너무 세게 닦으면 오히려 치아 표면이 마모됩니다. 특히 치아와 잇몸 경계 부위가 패이면서 상아질이 노출되는 경우가 많습니다. '양치 열심히 하는데 왜 시릴까?' 하는 분들이 여기에 해당합니다.

6) A: "치아 균열도 원인 중 하나"

딱딱한 음식을 씹다가 미세한 금이 가는 경우가 있습니다. 이 작은 틈으로 자극이 신경에 닿으면 순간적으로 시린 증상이 생깁니다. 겉으론 멀쩡해 보여도, 엑스레이나 확대 진단에서 확인되는 경우가 많습니다.

7) A: "치과 치료 후에도 시릴 수 있다"

스케일링이나 충치치료 후 일시적으로 시린 증상이 나타나기도 합니다. 이는 치아가 회복 과정에서 보이는 정상적인 반응일 수 있습니다. 대부분 며칠에서 몇 주 내에 완화되지만, 지속되면 점검이 필요합니다.

8) A: "생활 습관도 큰 영향을 준다"

탄산음료, 과일주스처럼 산성이 강한 음식은 법랑질을 약하게 만듭니다. 이로 인해 상아질이 점점 더 쉽게 드러나면서 시림을 유발합니다. 식습관 관리 역시 증상 예방에 중요한 요소입니다.

9) A: "시림은 몸이 보내는 작은 신호"

치아 시림은 단순한 불편함이 아니라 치아와 잇몸 건강의 이상 신호일 수 있습니다. 충치, 잇몸병, 마모, 균열 등 다양한 원인이 숨어 있기 때문입니다. 따라서 증상이 반복된다면 원인을 정확히 찾는 것이 중요합니다.

10) A: "치아를 지키는 첫걸음은 관심"

치아 시림은 누구에게나 생길 수 있지만, 원인과 정도에 따라 대처가 달라집니다. 저는 환자분들께 항상 "시림은 치아가 보내는 SOS 신호"라고 말씀드립니다. 작은 신호를 놓치지 않는 것이 치아를 오래 지키는 길입니다.

19

Q: 이갈이가 심한데 어떻게 해야 하나요?

1) A: "아침에 턱이 뻐근하다면"

아침에 일어났을 때 턱이 뻐근하거나, 치아가 시린 경험 있으신가요? 이런 증상이 있다면 이갈이(이악물기, 브럭시즘)를 의심할 수 있습니다. 자면서 무의식적으로 치아를 꽉 물거나 갈면서 생기는 현상입니다.

2) A: "왜 생길까요?"

이갈이는 스트레스, 불안, 긴장 같은 심리적 요인과 깊은 관련이 있습니다. 또한 치아 교합 문제, 수면 무호흡증, 특정 약물의 영향도 원인이 될 수 있습니다. 즉, 단순 습관이 아니라 여러 요인이 얽힌 복합적인 문제입니다.

3) A: "치아가 먼저 신호를 보낸다"

이갈이가 심하면 치아가 점점 닳아 짧아지고, 시림이나 금이 가는 경우가 생깁니다. 심할 때는 치아가 부러지기도 합니다. 따라서 작은 마모라도 보이면 경고 신호로 받아들여야 합니다.

4) A: "턱관절에도 영향을 준다"

이갈이는 치아뿐 아니라 턱관절에도 큰 부담을 줍니다. 자꾸 근육이 긴장하면서 두통, 턱 통증, 어깨 결림까지 이어질 수 있습니다. 즉, 단순히 치아 문제에 그치지 않고 전신 증상으로 확산될 수 있습니다.

5) A: "낮에도 이를 악무는 습관"

밤에만 이갈이가 생기는 게 아닙니다. 집중할 때, 긴장할 때 낮에도 이를 꽉 물고 있는 분들이 많습니다. 이런 습관도 치아와 턱관절에 큰 손상을 줍니다.

6) A: "마우스피스가 첫 해결책"

치과에서는 나이트가드(마우스피스)라는 보호 장치를 맞춤 제작해 드립니다. 잘 때 착용하면 치아끼리 직접 닿는 걸 막아 손상을 줄입니다. 증상을 근본적으로 없애진 못하지만, 치아를 지키는 효과적인 방법입니다.

7) A: "스트레스 관리가 큰 열쇠"

이갈이의 근본 원인 중 하나는 스트레스입니다. 규칙적인 운동, 명상, 취미 생활 등으로 긴장을 줄이면 증상이 완화될 수 있습니다. 치과 치료와 생활 습관 관리가 함께 가야 합니다.

8) A: "보톡스 치료도 고려할 수 있다"

이갈이가 심한 경우, 턱 근육에 보톡스를 주사해 근육 긴장을 완화하기도 합니다. 이 방법은 치아 손상과 턱 통증을 줄이는 데 효과적일 수 있습니다. 다만 개인에 따라 적합 여부가 다르므로 전문의와 상담이 필요합니다.

9) A: "방치하면 생길 수 있는 문제들"

치아 파절, 턱관절 장애, 두통, 얼굴 비대칭까지 다양한 문제가 이어질 수 있습니다. 따라서 '잠깐의 습관이겠지' 하고 방치하면 위험합니다. 조기 개입이 훨씬 더 안전하고 비용도 적게 듭니다.

10) A: "작은 장치가 큰 변화를 만든다"

이갈이는 완전히 없애기 어렵지만, 관리하면 충분히 조절 가능합니다. 저는 환자분들께 항상 "나이트가드는 치아를 지키는 안전벨트"라고 말씀드립니다. 작은 장치 하나가 치아와 턱관절을 오래 지켜 주는 비밀입니다.

20

Q: 입냄새가 심한데 치과에서도 치료가 가능한가요?

1) A: "내 입에서 왜 이런 냄새가?"

입냄새는 본인은 잘 모르지만, 주변에서 먼저 느끼는 경우가 많습니다. 그래서 환자분들이 더 당황하고 민감하게 고민하시죠. 하지만 입냄새는 단순한 위생 문제를 넘어 구강 건강의 신호일 수 있습니다.

2) A: "입냄새의 가장 흔한 원인, 세균"

혀와 잇몸, 치아 사이에 남아 있는 세균이 단백질을 분해하면서 냄새나는 황화합물을 만들어 냅니다. 특히 혀 표면의 백태는 입냄새의 큰 원인 중 하나입니다. 즉, 입냄새의 출발점은 대부분 입안에서 시작됩니다.

3) A: "충치와 잇몸병이 냄새를 만든다"

충치가 깊어지면 세균이 치아 속에서 번식하면서 고약한 냄새를 냅니다. 잇몸병 역시 피와 고름이 섞이면서 특유의 냄새가 납니다. 따라서 입냄새는 단순한 구취가 아니라, 질환의 신호일 수 있습니다.

4) A: "입이 마르면 냄새가 심해진다"

침은 입냄새를 막아 주는 '천연 세정제' 역할을 합니다. 하지만 입이 마르면 세균이 더 활발하게 번식해 냄새가 심해집니다. 코 대신 입으로 숨을 쉬거나, 약물·스트레스가 원인이 되기도 합니다.

5) A: "음식도 입냄새의 주범"

마늘, 양파, 커피 같은 음식은 특유의 향이 체내에서 대사되면서 입냄새로 이어집니다. 또 단 음식을 자주 섭취하면 세균이 좋아하는 환경이 되어 냄새가 심해집니다. 즉, 식습관도 무시할 수 없는 원인입니다.

6) A: "위·편도 등 구강 밖 원인도 있다"

대부분 입안에서 발생하지만, 위장 질환이나 편도 결석도 입냄새의 원인이 될 수 있습니다. 특히 편도 결석은 목에서 나는 작은 덩어리가 심한 냄새를 풍깁니다. 따라서 입냄새가 지속되면 구강뿐 아니라 전신 건강도 확인해야 합니다.

7) A: "혀 관리가 핵심"

양치만 열심히 해서는 입냄새를 막기 어렵습니다. 혀클리너를 사용해 백태를 제거하면 구취가 크게 줄어듭니다. 혀까지 닦아야 진짜 구강 관리가 완성됩니다.

8) A: "치실·치간칫솔의 역할"

칫솔이 닿지 않는 치아 사이 음식물은 시간이 지나면서 냄새의 진원이 됩니다. 치실과 치간칫솔은 이 사각지대를 청소하는 가장 효과적인 도구입니다. 입냄새 관리의 숨은 조력자라고 할 수 있습니다.

9) A: "생활 속에서 실천할 수 있는 팁"

물을 자주 마셔 구강 건조를 막고, 자일리톨 껌을 씹어 침 분비를 늘리는 것도 좋습니다. 단 음식을 줄이고, 마늘·양파 등은 섭취 후 바로 양치나 가글을 해 주는 것이 좋습니다. 작은 습관 변화가 입냄새 개선에 큰 도움이 됩니다.

10) A: "입냄새는 관리할 수 있는 증상"

입냄새는 단순히 부끄러운 문제가 아니라, 건강 이상을 알려 주는 중요한 신호입니다. 저는 환자분들께 항상 "입냄새는 숨길 게 아니라 관리해야 할 증상"이라고 말씀드립니다. 원인을 찾고 올바른 방법으로 관리하면 충분히 개선할 수 있습니다.

Part 3

심미 치료와 치아 교정,
아름다운 미소를 위하여!

21

Q: 치아 미백은 어떤 효과가 있나요? 안전한가요?

1) A: "하얀 치아, 누구나 갖고 싶은데…"

밝고 하얀 치아는 미소를 더 자신 있게 만들어 줍니다. 그래서 많은 분들이 치아 미백을 원하시지만, 동시에 "안전할까?"라는 걱정을 하십니다. 오늘은 치아 미백의 안전성에 대해 솔직하게 말씀드리겠습니다.

2) A: "치아 미백의 원리"

미백은 특수 약제를 사용해 치아 내부에 스며든 색소를 분해하는 방식입니다. 즉, 겉에 페인트를 칠하는 것이 아니라 치아 속에 쌓인 착색을 없애는 과정입니다. 이 원리 자체는 과학적으로 입증된 안전한 방법입니다.

3) A: "일시적 시림 증상은 흔하다"

미백 중 혹은 직후에 치아가 시리다고 호소하는 환자분들이 많습니다. 이는 약제가 치아 표면을 통과하면서 일시적으로 신경이 민감해지는 현상입니다. 대부분 며칠 내로 사라지고, 치아에 영구적인 손상을 주지는 않습니다.

4) A: "치아 구조는 손상되지 않습니다"

전문적으로 시행되는 치아 미백은 법랑질을 깎아 내거나 약화시키지 않습니다. 즉, 치아의 강도 자체를 떨어뜨리지 않는다는 것이 연구 결과로 확인되어 있습니다. 다만, 과도하게 자주 하면 불편감이 늘 수 있어 주의가 필요합니다.

5) A: "치과 미백과 시중 제품의 차이"

치과에서 시행하는 미백은 약제 농도와 사용 방법이 철저히 관리됩니다. 반면 시중에서 판매되는 제품은 효과가 약하거나, 반대로 잘못 사용 시 잇몸 자극을 유발할 수 있습니다. 안전성과 효과 모두 치과 미백이 더 안정적입니다.

6) A: "잇몸이 민감한 분들은 주의"

미백제는 치아에는 안전하지만, 잇몸이나 점막에 닿으면 자극을 줄 수 있습니다. 그래서 잇몸 보호제를 바른 뒤 미백을 시행하는 것이 원칙입니다. 민감한 분들은 전문가 관리하에 시행하는 것이 안전합니다.

7) A: "결과는 개인차가 있다"

커피, 차, 흡연 등 착색 원인이 많았던 분일수록 효과가 뚜렷합니다. 반면 선천적인 치아 색이나 항생제 착색 같은 경우는 미백 효과가 제한적일 수 있습니다. 따라서 기대치 조율이 필요합니다.

8) A: "효과를 오래 유지하려면"

미백 후에는 착색을 줄이는 생활습관이 중요합니다. 커피·와인 같은 색소 음료를 피하고, 꾸준한 양치와 스케일링을 병행해야 효과가 오래갑니다. 미백은 치료가 아니라 관리의 연장선에 있다는 점을 기억하세요.

9) A: "누구에게나 맞는 건 아니다"

충치, 심한 잇몸병, 임산부나 수유부는 미백을 피하는 것이 좋습니다. 또 어린아이의 경우 치아 구조가 아직 완성되지 않아 시행하지 않습니다. 안전성은 높지만, 대상에 따라 신중히 선택해야 합니다.

10) A: "치아 미백, 안전하게 하려면"

치아 미백은 올바른 방법과 관리 하에 시행하면 안전한 시술입니다. 저는 환자분들께 항상 "미백은 치아를 해치는 게 아니라, 웃음을 더 환하게 만드는 방법"이라고 말씀드립니다. 다만, 개인 상태에 맞는 맞춤 접근이 필수입니다.

Q: 치아 라미네이트는 무엇이고 어떤 경우에 필요한가요?

1) A: "연예인처럼 하얗고 고른 치아 비결은?"

TV 속 연예인들의 환한 미소를 보며 "저건 치아 미백일까, 라미네이트일까?" 궁금해하신 적 있으실 겁니다. 라미네이트는 심미 치과 치료 중하나로, 치아 앞면에 얇은 세라믹 조각을 붙여 모양과 색을 개선하는방법입니다.

2) A: "라미네이트는 무조건 미용일까?"

많은 분들이 라미네이트를 단순히 미용 시술로 생각하시지만, 꼭 그렇지는 않습니다. 치아가 많이 깨졌거나 색이 심하게 변색된 경우, 기능적·심미적 회복을 위해 필요하기도 합니다. 즉, 단순 꾸밈이 아니라치료의 연장선이 될 수도 있습니다.

3) A: "이런 경우에 고려합니다"

- 치아 색이 심하게 변색되어 미백으로 해결되지 않을 때
- 앞니 모양이 울퉁불퉁하거나 벌어져 있을 때
- 치아가 부분적으로 깨져 심미적으로 문제가 될 때
- 교정까지는 필요 없지만 작은 배열 교정을 원할 때

4) A: "치아를 얼마나 깎나요?"

라미네이트는 보통 치아 앞면을 0.3~0.5mm 정도 최소로 삭제합니다. 그 위에 얇은 세라믹을 붙여 새로운 앞면을 만들어 주는 방식입니다. 즉, 자연 치아를 많이 깎는 게 아니라 최소한으로 다듬는 치료입니다.

5) A: "라미네이트의 장점"

색과 모양을 한 번에 개선할 수 있고, 치료 기간도 짧습니다. 심미성이 뛰어나 자연치와 비슷한 투명감을 재현할 수 있습니다. 또한 내구성이 높아 잘 관리하면 오래 사용할 수 있습니다.

6) A: "단점과 한계도 있다"

라미네이트는 치아를 일부라도 삭제해야 하므로, 원래 치아를 100% 보존하긴 어렵습니다. 또한 강한 충격에는 깨질 수 있고, 잇몸 관리가 소홀하면 경계 부위에 문제가 생길 수 있습니다. 즉, 장점과 한계를 잘 이해하고 선택해야 합니다.

7) A: "모든 변색에 다 되는 건 아니다"

심한 충치나 신경치료로 약해진 치아에는 라미네이트보다 크라운이 더 적합할 수 있습니다. 또한 치아가 지나치게 삐뚤어진 경우는 교정 치료가 우선입니다. 상황에 따라 라미네이트가 아닌 다른 치료가 더 적합할 수 있습니다.

8) A: "라미네이트와 미백의 차이"

미백은 치아 본래의 색을 밝히는 것이고, 라미네이트는 치아 겉면을 새로 입히는 것입니다. 즉, 미백으로 한계가 있는 변색·형태 문제까지 해결할 수 있다는 점에서 다릅니다. 단순히 "더 하얗게"보다 "더 예쁘게"가 목적일 때 라미네이트를 고려합니다.

9) A: "라미네이트 후 관리법"

치아 사이 칫솔질, 치실, 정기검진이 꼭 필요합니다. 딱딱한 음식(견과류, 뼈 있는 고기 등)은 앞니로 무는 것을 피해야 오래갑니다. 잘 관리하면 10년 이상 사용할 수 있습니다.

10) A: "라미네이트는 맞춤 치료입니다"

라미네이트는 단순히 예뻐지기 위한 선택이 아니라, 치아 상태와 목적에 따라 달라집니다. 저는 환자분들께 항상 "라미네이트는 미용 시술이 아니라 심미 치료"라고 설명드립니다. 즉, 내게 꼭 필요한지 전문가와 상의 후 결정하는 것이 가장 현명합니다.

Q: 치아 교정은 어떤 경우에 필요한가요?

A: 덧니, 돌출입, 부정교합 등 치아 배열이 고르지 못하거나 턱관절 문제가 있는 경우 치아 교정을 통해 치아의 기능과 심미성을 개선할 수 있습니다.

요즘 치아교정은 오랫동안 신뢰를 받아 온 브라켓을 이용한 교정과 브라켓을 이용하지 않고 투명교정 장치를 이용하는 교정으로 나눌 수 있습니다. 교정하시는 분들의 의견을 들어 보자면 아직까지는 브라켓 교정을 이용한 방법이 좀 더 신뢰성 있고, 광범위한 적응증을 가지고 있다고 볼 수 있습니다.

Q: 치아 교정은 얼마나 오래 걸리나요? 통증은 없나요?

A: 교정 기간은 개인의 구강 상태와 교정 방법에 따라 다르지만, 보통 1년 6개월에서 2년 정도 소요됩니다. 초기에는 불편감이나 통증이 있을 수 있지만, 점차 익숙해집니다. 전체 교정인 경우 2년 정도 걸리는 경우가 많고, 좀 더 디테일한 부분까지 교정한다고 하면 시간은 늘 수 있습니다.

그러나, 전치부 부분교정 같은 경우 6개월 정도 걸리기도 하기 때문에 치과의사의 진단과 상담을 통해 결정하시면 좋을 것 같습니다. 통증은 보통 와이어라고 하는 철사를 교체할 때 치아를 교정하려고 하는 교정력이 주어질 때 발생할 수도 있습니다. 처음 1-2주 정도는 통증이 있을 수 있으나, 점점 적응될 것입니다.

Q: 성인도 치아 교정이 가능한가요?

A: 네, 성인도 치아 교정이 가능합니다. 최근에는 심미성을 고려한 설측 교정이나 투명 교정 등 다양한 교정 장치가 개발되어 있습니다. 성인의 경우 잇몸이 좋지 않아 상악 전치부 flaring 즉, 위턱 앞니부위의 벌어짐을 교정할 수도 있고, 크라우딩이라고 하는 치아 배열이 고르지 못한 경우에도 진행합니다.

Q: 임플란트는 무엇인가요? 어떤 경우에 필요하나요?

1) A: "임플란트, 이름은 많이 들어봤는데…"

치아를 잃으면 가장 먼저 떠오르는 치료가 임플란트입니다. 하지만 정작 임플란트가 정확히 무엇인지, 틀니나 브릿지와 어떻게 다른지 모르는 경우가 많습니다. 오늘은 임플란트의 개념을 쉽게 풀어 드리겠습니다.

2) A: "자연 치아 뿌리를 대신하는 구조물"

임플란트는 말 그대로 치아 뿌리를 대신하는 인공 뿌리입니다. 티타늄으로 된 작은 나사를 잇몸 뼈에 심고, 그 위에 보철물을 연결해 잃은 치아를 대신하는 구조입니다. 즉, 단순히 치아 모양만 세우는 게 아니라 뿌리부터 다시 만들어 주는 치료입니다.

3) A: "3개의 주요 구성 요소"

- **임플란트 픽스처**: 잇몸 뼈 속에 심어지는 인공 뿌리
- **어버트먼트**: 뿌리와 치아 모양(보철)을 연결해 주는 연결 장치
- **보철(크라운)**: 겉으로 보이는 치아 모양

이 세 가지가 합쳐져 하나의 완성된 치아 역할을 합니다.

4) A: "틀니, 브릿지와 다른 점"

틀니는 뺐다 꼈다 하는 방식이고, 브릿지는 양 옆 치아를 갈아 연결해야 합니다. 반면 임플란트는 주변 치아를 건드리지 않고, 독립적으로 기능합니다. 이 점이 임플란트가 '제2의 자연치아'라 불리는 이유입니다.

5) A: "시술 과정은 어떻게 될까?"

먼저 잇몸 뼈에 인공 뿌리를 심고, 뼈와 잘 붙을 시간을 줍니다(약 3~6개월). 그 다음 연결 장치와 보철물을 올려 최종 치아를 완성합니다. 환자분의 상태에 따라 즉시 보철을 올리기도, 시간이 더 걸리기도 합니다.

6) A: "장점은 확실합니다"

자연치와 유사한 기능과 심미성을 가지고, 오래 사용할 수 있습니다. 음식 씹는 힘도 자연치와 거의 비슷해 일상생활에 불편이 적습니다. 잘 관리하면 10년 이상, 길게는 평생 사용할 수 있습니다.

7) A: "주의할 점도 있습니다"

임플란트는 자연치처럼 신경이 없어 충치 통증이 오지 않습니다. 그래서 관리가 소홀하면 **임플란트 주위염**이 생겨 뼈가 녹고 실패할 수 있습니다. 즉, 심은 뒤에도 정기 검진과 꼼꼼한 관리가 필수입니다.

치과 50문 50답

8) A: "누구나 가능할까?"

대부분 환자에게 가능하지만, 잇몸 뼈가 부족하거나 전신질환이 있는 경우에는 제한이 있을 수 있습니다. 이럴 때는 뼈 이식, 상악동 거상술 등 보조 치료가 필요하기도 합니다. 따라서 개인 상태에 따라 맞춤 계획이 필요합니다.

9) A: "비용과 시간, 환자분들이 가장 궁금한 부분"

임플란트는 고가 치료지만, 장기간 사용 가능하다는 점에서 가성비가 높습니다. 또한 틀니처럼 번거롭지 않아 생활의 질을 크게 높여 줍니다. 시간과 비용이 들더라도 장기적으로는 '투자'에 가깝습니다.

10) A: "임플란트, 제2의 자연치아"

임플란트는 단순한 대체물이 아니라, 치아 기능과 심미를 회복하는 중요한 치료입니다. 저는 환자분들께 항상 "임플란트는 잃은 치아를 되살리는 현대 치과의 선물"이라고 말씀드립니다. 올바른 관리와 정기검진이 함께한다면, 평생 든든한 동반자가 될 수 있습니다.

27

Q: 임플란트 수술은 아픈가요? 성공률은 어떤가요?

1) A: "임플란트, 생각만 해도 무서워요"

많은 환자분들이 임플란트 상담 시 가장 먼저 물어보시는 것이 바로 "수술 아픈가요?"입니다. 치아를 뽑는 것과 비슷한 느낌일 거라고 상상하시며 두려움을 가지시는데요, 실제로는 생각보다 훨씬 편안하게 진행됩니다.

2) A: "수술 중에는 통증이 없습니다"

임플란트 수술은 국소마취를 통해 진행됩니다. 마취가 충분히 되기 때문에 수술 중에는 통증을 느끼지 못합니다. 대부분 환자분들이 수술 후에 "생각보다 하나도 안 아팠다"라고 말씀하시곤 합니다.

3) A: "수술 후 불편감은 있을 수 있다"

마취가 풀린 뒤에는 뻐근함, 약간의 통증이나 붓기가 동반될 수 있습니다. 하지만 이는 며칠 내에 회복되며, 진통제와 냉찜질로 충분히 조절이 가능합니다. 즉, 극심한 고통을 걱정하실 필요는 없습니다.

4) A: "임플란트 성공률은 얼마나 될까?"

현재 임플란트는 치과 치료 중 성공률이 가장 높은 시술 중 하나입니다. 연구 결과에 따르면 일반적인 성공률은 **90~95% 이상**에 이릅니다. 적절한 시술과 관리가 이루어진다면 장기적으로도 안정적인 치료입니다.

5) A: "성공률을 높이는 요소"

- 충분한 잇몸 뼈 양과 질
- 환자의 전신 건강 상태(당뇨, 흡연 여부 등)
- 정기적인 검진과 철저한 구강 위생 관리

이 세 가지가 임플란트의 수명을 좌우합니다.

6) A: "실패할 수도 있나요?"

아주 드물게 뼈와 임플란트가 잘 붙지 않거나, 감염이 생길 수 있습니다. 흡연자, 조절되지 않는 당뇨 환자에서 이런 위험이 더 높습니다. 하지만 조기 발견 시 재수술이나 보정으로 충분히 다시 회복할 수 있습니다.

7) A: "나이에 따른 성공률"

나이가 많다고 해서 반드시 성공률이 떨어지는 것은 아닙니다. 뼈 상태와 전신 건강이 더 중요한 요소입니다. 실제로 70~80대 환자분들도 성공적으로 임플란트를 사용하고 계십니다.

8) A: "통증보다 중요한 건 관리"

수술 통증보다 중요한 건 임플란트 후 관리입니다. 양치 습관, 정기 검진, 금연 여부가 수명에 직접적인 영향을 줍니다. 저는 환자분들께 항상 "수술보다 관리가 더 중요하다"고 강조합니다.

9) A: "임플란트는 장기적인 동반자"

성공적으로 자리 잡은 임플란트는 자연치 못지않은 기능을 발휘합니다. 잘 관리하면 10년, 20년 이상 사용할 수 있으며, 일부는 평생 유지되기도 합니다. 즉, 임플란트는 단순 시술이 아니라 장기적인 건강 자산입니다.

10) A: "두려움 대신 신뢰를"

임플란트 수술은 마취 덕분에 아프지 않고, 성공률도 매우 높은 치료입니다. 저는 환자분들께 항상 "임플란트는 무서운 수술이 아니라 치아를 되찾는 안전한 선택"이라고 말씀드립니다. 두려움보다 관리에 집중하는 것이 현명한 선택입니다.

28

Q: 틀니와 임플란트, 어떤 것을 선택해야 하나요?

1) A: "치아를 잃었을 때, 두 가지 선택지"

치아가 빠졌을 때 가장 많이 고민하는 치료가 바로 **틀니와 임플란트**입니다. 둘 다 잃은 치아를 대신하는 방법이지만, 원리와 장단점이 크게 다릅니다. 오늘은 어떤 차이가 있는지, 어떤 경우에 선택하면 좋을지 알려드리겠습니다.

2) A: "틀니, 오래된 동반자"

틀니는 치아가 없는 부분에 인공 치아를 올리고, 잇몸 위에 얹어 사용하는 방식입니다. 부분 틀니는 남아 있는 치아에 걸어 사용하고, 전체 틀니는 모든 치아가 없을 때 활용합니다. 역사가 길고, 비교적 빠르게 만들 수 있는 장점이 있습니다.

3) A: "틀니의 장점"

- 비용이 상대적으로 저렴하다
- 고령 환자나 뼈 상태가 좋지 않은 경우에도 가능하다
- 제작이 비교적 빠르다

즉, 많은 치아를 한 번에 대체할 때 경제적인 장점이 있습니다.

4) A: "틀니의 단점"

- 잇몸 위에 얹기 때문에 이물감이 크다

- 씹는 힘이 약하고 음식 맛이 달라질 수 있다

- 장기간 사용하면 잇몸뼈가 점점 흡수되어 헐거워진다

즉, 편의성과 기능 면에서는 한계가 있습니다.

5) A: "임플란트, 제2의 자연치아"

임플란트는 티타늄 뿌리를 뼈에 심고, 그 위에 인공 치아를 올리는 방식입니다. 자연치아처럼 독립적으로 기능하고, 양 옆 치아를 건드리지 않는 것이 가장 큰 특징입니다. 틀니에 비해 안정성과 심미성이 뛰어납니다.

6) A: "임플란트의 장점"

- 자연치아와 유사한 씹는 힘

- 이물감이 거의 없음

- 주변 치아를 깎지 않음

- 잘 관리하면 10년 이상, 평생 사용 가능

즉, 삶의 질을 높여 주는 치료라 할 수 있습니다.

7) A: "임플란트의 단점"

- 초기 비용이 높다

- 수술이 필요하다
- 잇몸뼈가 부족하면 추가 치료(뼈이식 등)가 필요하다
즉, 경제적·의학적 상황을 고려해 신중히 선택해야 합니다.

8) A: "틀니가 더 적합한 경우"

- 연세가 많아 수술이 부담스러운 경우
- 잇몸뼈가 거의 남아 있지 않은 경우
- 여러 개 치아를 한 번에 저렴하게 대체해야 하는 경우
이럴 때는 틀니가 현실적인 대안이 됩니다.

9) A: "임플란트가 더 적합한 경우"

- 저작력(씹는 힘)을 중요하게 생각하는 경우
- 주변 치아 손상을 피하고 싶은 경우
- 장기적으로 편안함과 심미성을 원할 때
즉, 가능하다면 임플란트가 더 기능적인 선택이 됩니다.

10) A: "정답은 개인 맞춤형 선택"

틀니와 임플란트 중 무엇이 더 좋다, 나쁘다를 단정 지을 수는 없습니다. 저는 환자분들께 항상 "치아 상태, 건강, 경제적 여건을 종합해 최적의 방법을 고르는 것"이 가장 현명하다고 말씀드립니다. 치아를 되찾는 방법은 하나가 아니라, 환자분마다 다르다는 점 꼭 기억하세요.

29

Q: 부분 틀니와 전체 틀니는 어떻게 다른가요?

1) A: "틀니라고 다 같은 틀니가 아니다"

많은 분들이 그냥 '틀니'라고 통칭하지만, 사실은 **부분 틀니**와 **전체 틀니**로 나뉩니다. 치아가 몇 개 남아 있느냐에 따라 달라지며, 치료 방법도 차이가 있습니다.

2) A: "부분 틀니란 무엇일까?"

부분 틀니는 치아가 일부만 빠진 경우에 사용하는 장치입니다. 남아 있는 치아에 금속 고리나 장치를 걸어 고정하고, 빠진 자리에 인공 치아를 채웁니다. 즉, 남아 있는 치아를 활용하는 틀니입니다.

3) A: "부분 틀니의 장점"

- 남은 치아를 지렛대 삼아 고정력이 좋다
- 비교적 저렴하게 여러 개 치아를 대체 가능하다
- 제작 기간이 짧다

그래서 어금니 몇 개만 없는 경우에 유용합니다.

4) A: "부분 틀니의 단점"

- 금속 고리가 보여 심미성이 떨어질 수 있다

- 고리가 걸린 치아에 부담이 갈 수 있다

- 장착·탈착 시 불편감이 있다

즉, 실용적이지만 미용적인 한계가 있습니다.

5) A: "전체 틀니란 무엇일까?"

전체 틀니는 말 그대로 치아가 하나도 남지 않았을 때 사용하는 틀니입니다. 잇몸 위에 완전히 얹어 사용하는 구조로, 상악(위)·하악(아래) 모두 제작할 수 있습니다. 즉, 치아가 전혀 없는 분들을 위한 대체 장치입니다.

6) A: "전체 틀니의 장점"

- 모든 치아를 한 번에 대체할 수 있다

- 비용이 상대적으로 저렴하다

- 수술이 필요 없다

고령 환자분들께 가장 많이 사용되는 방법입니다.

7) A: "전체 틀니의 단점"

- 잇몸 위에만 의존하기 때문에 씹는 힘이 약하다

- 음식물이 잘 끼고, 이물감이 크다

- 잇몸뼈가 점점 흡수되어 시간이 지나면 헐거워질 수 있다

즉, 기능적 한계는 부분 틀니보다 더 뚜렷합니다.

8) A: "부분 vs 전체, 선택 기준은?"

- 치아가 일부라도 남아 있다면 → 부분 틀니
- 치아가 모두 빠진 상태라면 → 전체 틀니

즉, 남은 치아의 유무가 가장 큰 기준이 됩니다.

9) A: "틀니와 임플란트를 병행하기도 한다"

최근에는 전체 틀니를 그대로 쓰기보다, 몇 개의 임플란트를 심어 고정력을 높이는 **임플란트 틀니**를 선택하기도 합니다. 이 방식은 안정성과 편안함을 크게 개선시켜 줍니다.

10) A: "틀니도 맞춤이 중요하다"

부분이든 전체든, 틀니는 환자 개개인의 잇몸·치아 상태에 맞게 정밀 제작해야 합니다. 저는 환자분들께 항상 "틀니는 단순한 보철물이 아니라, 생활의 일부"라고 말씀드립니다. 즉, 나에게 맞는 형태와 관리가 무엇보다 중요합니다.

30

Q: 보철 치료 후 관리는 어떻게 해야 하나요?

1) A: "치료 끝났으니 이제 안심?"

크라운, 브릿지, 임플란트 같은 보철 치료를 하고 나면 환자분들이 흔히 "이제 다 끝났구나"라고 생각하십니다. 하지만 보철은 끝이 아니라 관리의 시작입니다. 잘 관리해야 오래 쓸 수 있고, 재치료를 막을 수 있습니다.

2) A: "보철도 충치가 생길 수 있다"

보철물 자체는 충치가 생기지 않지만, **보철과 자연치아의 경계 부분**은 충치가 잘 생깁니다. 마치 집 벽의 틈새로 곰팡이가 피는 것처럼, 작은 틈새가 세균의 통로가 됩니다. 따라서 양치질을 더 꼼꼼히 해야 합니다.

3) A: "칫솔질은 기본, 치실과 치간칫솔은 필수"

보철 주위는 일반 칫솔질만으로는 한계가 있습니다. 특히 브릿지 밑부분은 음식물이 잘 껴서 **슈퍼플로스나 특수 치실**이 꼭 필요합니다. 임플란트 주위는 치간칫솔로 세심하게 관리하는 것이 안전합니다.

4) A: "정기 검진은 선택이 아닌 필수"

보철물은 겉에서 보기에는 멀쩡해 보여도, 내부에서는 잇몸이나 뼈에 문제가 생길 수 있습니다. 정기적으로 엑스레이를 찍고 치과에서 확인해야 조기에 발견할 수 있습니다. 저는 보철 환자분들께 최소 6개월에 한 번 정기 검진을 권합니다.

5) A: "딱딱한 음식은 조심"

호두, 뼈 있는 고기, 얼음 같은 딱딱한 음식은 보철물 파절의 가장 큰 원인입니다. 특히 임플란트 크라운은 강한 충격에 약할 수 있으므로 주의해야 합니다. 앞니로 과도한 힘을 주는 습관도 피해야 합니다.

6) A: "잇몸 관리가 핵심"

보철물 주위 잇몸이 붓거나 피가 나면, 그 자체로 경고 신호입니다. **임플란트 주위염, 보철 주위 잇몸염**은 뼈 손실로 이어져 보철의 수명을 단축시킵니다. 따라서 양치 시 잇몸까지 마사지하듯 닦는 습관이 중요합니다.

7) A: "스케일링은 보철에도 필수"

"보철했으니 스케일링은 필요 없겠지?"라는 오해가 있습니다. 하지만 보철물 주위에도 치석은 그대로 쌓입니다. 정기적인 스케일링은 보철 수명을 지키는 기본 관리입니다.

8) A: "임플란트는 더 꼼꼼히"

임플란트는 신경이 없어 아파도 늦게 발견되는 경우가 많습니다. 따라서 더 세심한 관리가 필요하고, 치실·치간칫솔·워터픽을 함께 쓰는 것이 좋습니다. 임플란트는 심는 것보다 지키는 게 더 어렵다는 말이 있을 정도입니다.

9) A: "보철물도 소모품입니다"

아무리 잘 관리해도 보철물은 반영구적이지 않습니다. 평균적으로 7~15년 정도 사용 가능하며, 관리 상태에 따라 수명이 크게 달라집니다. 즉, 내 치아처럼 생각하고 관리해야 오래갑니다.

10) A: "관리 없는 보철은 오래 못 간다"

보철 치료는 치아 기능을 되살리는 소중한 과정이지만, 관리 없이는 오래가지 않습니다. 저는 환자분들께 항상 "보철은 완성이 아니라, 새로운 시작"이라고 말씀드립니다. 매일의 습관과 정기 검진이 보철의 수명을 결정합니다.

Part 4

어린이 치아 관리, 건강한 성장을 위해!

31

Q: 우리 아이의 첫 치과 검진은 언제 하는 것이 좋을까요?

1) A: "아직 어려서 치과는 이르지 않을까요?"

많은 부모님들이 아이가 아플 때만 치과를 생각합니다. 하지만 치아는 아프기 전부터 관리하는 것이 가장 중요합니다. 특히 어린이는 성장 단계라 조기 검진이 큰 차이를 만듭니다.

2) A: "첫 치아가 날 때부터 관심을"

아이가 생후 6개월 전후로 첫 젖니가 나기 시작합니다. 이때부터 이미 충치가 생길 수 있어 구강 관리가 필요합니다. 즉, 치아가 보이는 순간부터 치과 검진이 가능하다고 보시면 됩니다.

3) A: "만 1세 전후 첫 검진 권장"

대한소아치과학회에서는 만 1세 전후에 첫 치과 검진을 권합니다. 이 시기에 치아 발육 상태, 잇몸 건강, 수유 습관 등을 점검할 수 있습니다. 초기부터 치과 환경에 익숙해지는 것만으로도 큰 도움이 됩니다.

4) A: "충치 예방은 미리미리"

유치는 충치 진행 속도가 매우 빠릅니다. 조기 검진을 통해 충치 예방

교육과 불소 도포, 실란트 같은 예방 치료를 시작할 수 있습니다. 아이에게 평생 좋은 습관을 심어 주는 첫걸음이 됩니다.

5) A: "성장 발달 확인도 필수"

아이 치과 검진은 단순히 충치만 보는 게 아닙니다. 턱뼈 성장, 교합(물림), 이갈이 습관까지 함께 체크합니다. 이러한 조기 확인이 교정 치료 시기 결정에도 큰 역할을 합니다.

6) A: "정기 검진 간격은?"

만 1세 이후에는 보통 **6개월마다 정기 검진**을 권장합니다. 특히 유치가 모두 나오는 만 2~3세 무렵부터는 정기 관리가 필수입니다. 짧은 주기로 체크해야 갑작스러운 충치를 예방할 수 있습니다.

7) A: "치과는 무서운 곳이 아니라 친숙한 곳"

아이들이 치과에 대한 두려움을 갖지 않도록 어릴 때부터 자연스럽게 방문하는 것이 좋습니다. 아플 때 갑자기 오는 치과는 아이에게 공포로 남을 수 있습니다. 정기 검진은 아이가 치과를 '무서운 곳이 아닌 친근한 곳'으로 기억하게 합니다.

8) A: "부모님이 먼저 본보기를 보여야"

아이 양치 습관은 부모님의 생활 습관에서 시작됩니다. 검진을 통해 부모님도 양치 지도 방법을 배우고, 함께 실천하는 것이 중요합니다. 아이에게는 말보다 행동이 더 큰 교육이 됩니다.

9) A: "예방이 최고의 치료"

충치가 생겨 치료하는 것보다, 생기지 않도록 예방하는 것이 훨씬 쉽고 덜 힘듭니다. 정기 검진은 치료를 줄이고, 아이가 치과를 긍정적으로 경험하도록 도와줍니다. 이것이 바로 소아 치과 검진의 핵심 가치입니다.

10) A: "시작은 빠를수록 좋습니다"

우리 아이 치과 검진은 치아가 처음 나는 순간부터 시작할 수 있고, 만 1세 전후 첫 방문이 이상적입니다. 저는 부모님들께 항상 "치과는 아파서 오는 곳이 아니라, 건강을 지키기 위해 미리 오는 곳"이라고 강조합니다. 작은 시작이 아이의 평생 치아 건강을 지켜 줍니다.

Q: 불소 도포는 무엇이고 어떤 효과가 있나요?

1) A: "불소? 치약 성분 아닌가요?"

많은 분들이 불소를 치약 광고에서만 접해 보셨을 겁니다. 하지만 불소는 치약 속 성분을 넘어, 치아 건강을 지키는 중요한 예방 치료로 활용됩니다. 그 대표적인 방법이 바로 **불소도포**입니다.

2) A: "충치 예방의 핵심 무기"

불소는 치아 표면을 더 단단하게 만들어 줍니다. 세균이 산을 만들어 치아를 녹이는 것을 막아 주기 때문에 충치 발생 위험이 크게 줄어듭니다. 특히 충치 진행이 빠른 어린이에게 효과적입니다.

3) A: "이미 손상된 치아도 회복?"

불소는 충치 초기 단계에서 재광화를 촉진합니다. 쉽게 말해, 약간 손상된 부분을 다시 단단하게 굳혀 주는 역할을 합니다. 즉, 초기 충치는 치료 대신 관리만으로도 막을 수 있게 해 줍니다.

4) A: "아이들에게 꼭 필요한 이유"

아이들의 유치는 성인 치아보다 더 약하고 무른 구조입니다. 그래서 충치가 생기면 빠르게 번지는데, 불소도포는 이를 예방하는 강력한 방법입니다. 정기적인 불소도포는 평생 치아 건강의 기초를 다져 줍니다.

5) A: "성인에게도 도움 될까?"

불소는 어린이뿐 아니라 성인에게도 효과적입니다. 특히 잇몸이 내려가 뿌리 부분이 노출된 치아, 시린 증상이 있는 치아에 도움이 됩니다. 성인 충치 예방에도 충분히 가치 있는 치료입니다.

6) A: "안전성에 대한 걱정"

많은 분들이 "불소는 몸에 해롭지 않나요?"라고 물어보십니다. 치과에서 사용하는 불소는 전문가가 적절한 농도와 양을 조절하기 때문에 안전합니다. 일상적으로 사용하는 양으로는 전혀 문제가 되지 않습니다.

7) A: "도포 방법은 간단합니다"

불소 겔이나 바니시(도포제)를 치아 표면에 바르고 일정 시간 동안 유지합니다. 통증이 없고, 몇 분 만에 끝나는 간단한 과정입니다. 아이들도 부담 없이 받을 수 있는 치료입니다.

8) A: "시술 주기는?"

보통 6개월마다 한 번, 정기 검진과 함께 시행하는 것이 권장됩니다. 충치 위험도가 높은 아이들은 더 짧은 간격으로 할 수도 있습니다. 주기적인 관리가 충치 예방 효과를 극대화합니다.

9) A: "치과와 가정의 협력"

불소도포만 한다고 충치가 완전히 예방되는 것은 아닙니다. 집에서 올바른 양치 습관, 불소 치약 사용이 함께 이루어져야 효과가 큽니다. 즉, 치과 관리와 가정 관리가 함께 가야 합니다.

10) A: "불소도포는 치아 건강의 보험"

불소도포는 치료가 아니라 예방입니다. 저는 환자분들께 항상 "불소도포는 치아 보험과 같다"고 말씀드립니다. 작은 관리 하나가 충치를 막고, 평생 치아를 지켜 주는 큰 힘이 됩니다.

Q: 실란트(치아 홈 메우기)는 무엇인가요? 어떤 치아에 하나요?

1) A: "아이들 치아에 하얀 코팅이 있다고요?"

아이들 치아를 보면 어떤 치아에는 하얀 막 같은 것이 코팅된 경우가 있습니다. 바로 이것이 실란트(치아 홈 메우기)라는 치료입니다. 어린이 충치 예방에 꼭 필요한 대표적인 방법 중 하나입니다.

2) A: "실란트의 원리"

어금니에는 깊은 홈과 골짜기 같은 부분이 많습니다. 칫솔이 잘 닿지 않아 음식물과 세균이 쉽게 숨어 충치가 잘 생기죠. 실란트는 이 홈을 치과용 레진으로 메워 세균이 못 들어가게 막아 주는 치료입니다.

3) A: "충치 치료가 아니라 예방 치료"

많은 분들이 실란트를 충치 치료라고 생각하시지만, 사실은 **예방 목적**입니다. 충치가 생기기 전 미리 코팅해 주는 것이기 때문에, 아이들에게 특히 효과적입니다. 쉽게 말해 치아에 '방수막'을 씌우는 것과 같습니다.

4) A: "누가 받으면 좋을까?"

- 첫 번째 영구 어금니가 나는 만 6세 전후
- 두 번째 영구 어금니가 나는 만 12세 전후

특히 영구 어금니가 올라온 직후가 실란트의 황금 시기입니다.

5) A: "시술 과정은 간단합니다"

치아 표면을 깨끗하게 세척한 뒤, 얇게 레진을 흘려 넣어 홈을 메웁니다. 빛을 쬐어 단단하게 굳히면 끝! 통증도 없고 마취도 필요하지 않아서 아이들이 편하게 받을 수 있습니다.

6) A: "실란트의 장점"

- 충치 예방 효과가 높다
- 시술이 빠르고 간단하다
- 아이들이 무서워하지 않는다

즉, 치과 치료 중 가장 부담 없는 예방 관리라 할 수 있습니다.

7) A: "실란트도 영구적이지는 않다"

시간이 지나면 일부가 떨어지거나 닳을 수 있습니다. 정기 검진 때마다 실란트가 잘 유지되고 있는지 확인하고, 필요하면 보충 시술을 합니다. 즉, 관리가 함께 가야 효과가 오래갑니다.

8) A: "불소도포와의 차이"

불소도포가 치아 전체를 단단하게 만들어 충치를 예방한다면, 실란트는 특히 **홈 부위 충치**를 예방하는 특화된 방법입니다. 서로 보완적인 역할을 하므로 함께 시행하면 더욱 좋습니다.

9) A: "보험 적용이 됩니다"

만 18세 이하 어린이의 영구치 실란트는 건강보험이 적용됩니다. 부담을 줄이면서도 효과적인 충치 예방이 가능하다는 장점이 있습니다. 많은 부모님들이 걱정 없이 아이들에게 해 줄 수 있는 이유입니다.

10) A: "실란트는 치아의 안전벨트"

실란트는 충치가 잘 생기는 홈을 보호해 아이들의 치아를 지켜 줍니다. 저는 부모님들께 항상 "실란트는 아이 치아의 안전벨트"라고 말씀드립니다. 작은 예방 하나가 아이의 평생 치아 건강을 바꿉니다.

Q: 아이들이 치과를 무서워하는데 어떻게 도와줘야 할까요?

1) A: "치과만 가면 울어요"

많은 부모님들이 아이를 치과에 데려오며 가장 걱정하는 건 "치과 공포증"입니다. 치과만 오면 울고, 무섭다고 도망치려는 아이들…. 정말 흔한 장면입니다. 그렇다면 어떻게 해야 아이가 치과를 덜 무서워할까요?

2) A: "첫 경험이 중요합니다"

아이들이 치과를 무서워하는 이유 대부분은 **첫 경험의 기억** 때문입니다. 아픈 치료부터 시작하면 치과를 '고통의 장소'로 각인해 버리죠. 따라서 첫 방문은 검진이나 간단한 예방 치료로 경험하게 하는 것이 가장 좋습니다.

3) A: "부모님의 말이 아이를 만든다"

"안 아파, 금방 끝나" 같은 말은 오히려 불안을 키울 수 있습니다. 특히 "주사 맞는다, 아프다" 같은 말은 절대 피해야 합니다. 부모님의 긍정적인 태도와 편안한 설명이 아이의 마음을 바꿉니다.

4) A: "놀이처럼 접근하기"

치과 진료를 놀이처럼 느끼게 하는 것도 좋은 방법입니다. 치과 체어를 우주선 의자라고 부르거나, 불빛을 탐험하는 손전등이라고 설명해 주면 아이들이 흥미를 가집니다. 상상력은 두려움을 줄이는 강력한 무기입니다.

5) A: "짧고 긍정적인 경험부터"

처음부터 긴 치료를 시도하기보다는, 아주 짧고 간단한 진료부터 시작하는 것이 좋습니다. 예를 들어 스케일링 살짝 해 보기, 불소도포 해 보기 같은 작은 성공 경험이 쌓이면 자신감이 생깁니다.

6) A: "보상과 칭찬은 큰 힘이 된다"

치료가 끝난 후에는 작은 스티커나 칭찬 한마디도 아이에겐 큰 동기부여가 됩니다. "너 정말 용감했어!"라는 말은 아이가 치과를 자랑스러운 경험으로 기억하게 합니다.

7) A: "부모님이 먼저 차분해야"

아이들은 부모님의 불안한 표정을 그대로 따라 합니다. 부모가 긴장하면 아이는 더 크게 긴장합니다. 따라서 부모님이 먼저 치과를 신뢰하고, 차분한 모습을 보여 주는 것이 중요합니다.

8) A: "치과 환경도 중요하다"

아동 진료 경험이 많은 치과일수록 아이 친화적인 환경을 제공합니다. 밝은 색 인테리어, 아동용 장난감, 만화 영상을 활용하면 아이들이 긴장을 덜 수 있습니다. 환경은 아이의 두려움을 줄이는 중요한 요소입니다.

9) A: "강제로 하면 역효과"

억지로 눕히고 치료를 진행하면 아이의 치과 공포는 더 심해집니다. 가능하다면 아이의 협조를 기다리고, 단계적으로 접근하는 것이 바람직합니다. 치과 치료는 단순한 시술이 아니라 아이와의 신뢰 형성이 함께 필요합니다.

10) A: "치과는 무서운 곳이 아닌 건강 지킴이"

아이들이 치과를 두려워하지 않도록 만드는 것은 부모님과 의료진이 함께 해야 할 몫입니다. 저는 항상 아이 환자들에게 "치과는 아픈 데를 고치는 무서운 곳이 아니라, 건강을 지켜 주는 멋진 곳"이라고 말해 줍니다. 치과 경험이 긍정적으로 쌓일수록 아이의 평생 치아 건강도 지켜집니다.

35

Q: 우리 아이가 손가락을 빠는데 치아에 문제가 될까요?

1) A: "귀여운 습관일까, 문제의 시작일까?"

아이가 손가락을 빠는 모습은 귀엽고 자연스러워 보입니다. 하지만 이 습관이 오래 지속되면 치아와 턱 발달에 영향을 줄 수 있습니다. 따라서 '언제까지는 괜찮고, 언제부터 문제인지'를 아는 게 중요합니다.

2) A: "손가락 빠는 건 정상적인 발달 과정"

생후 몇 개월 된 아기가 손가락을 빠는 것은 자기 위안을 위한 자연스러운 행동입니다. 보통 만 2~3세까지는 크게 문제되지 않습니다. 이 시기에는 엄마 젖을 빠는 본능과 비슷한 심리적 안정 효과가 있기 때문입니다.

3) A: "너무 오래가면 문제가 됩니다"

만 4세 이후까지 습관이 지속되면 치아 배열과 턱뼈 발달에 영향을 줄 수 있습니다. 앞니가 벌어지거나, 윗니가 앞으로 튀어나오는 **개방교합, 부정교합**이 생기기 쉽습니다. 즉, 시기와 정도가 중요한 기준입니다.

4) A: "치아 배열에 미치는 영향"

손가락이 앞니와 잇몸을 계속 누르면 앞니가 벌어지거나 위아래가 맞물리지 않습니다. 심한 경우에는 발음에도 영향을 줄 수 있습니다. 단순 습관이 성장기 치아 구조까지 바꿔 버리는 것이죠.

5) A: "턱뼈 발달에도 영향"

손가락을 빠는 힘이 반복되면 위턱이 점점 앞으로 나오거나, 아래턱이 뒤로 밀릴 수 있습니다. 이는 단순 치아 문제가 아니라 얼굴 골격 성장에도 관여할 수 있는 문제입니다.

6) A: "습관을 고칠 시기"

만 3~4세까지는 자연스럽게 줄어드는 경우가 많습니다. 그러나 이 시기를 지나도 계속된다면 치과 검진과 함께 습관 교정이 필요합니다. "언제 그만둬야 하나요?"라는 질문에 대한 답은 **만 4세 전후**가 기준점입니다.

7) A: "억지로 막는 것은 금물"

손가락을 빠는 아이를 강제로 혼내거나 억지로 막으면 오히려 반발심이 생깁니다. 중요한 것은 긍정적인 대체 행동을 만들어 주는 것입니다. 예를 들어 잠자리에서 인형이나 담요를 쥐게 해 주는 방법이 있습니다.

8) A: "부모의 태도가 중요합니다"

습관을 고치려면 아이의 마음을 다치지 않게 지도하는 것이 핵심입니다. 작은 보상과 칭찬을 활용해 아이가 스스로 멈출 수 있도록 유도하는 것이 좋습니다. "잘했어! 오늘은 손가락 안 빨았네"라는 말이 아이에겐 큰 힘이 됩니다.

9) A: "치과에서 도와줄 수 있는 방법"

필요한 경우 치과에서는 습관 교정 장치나 상담을 통해 아이가 자연스럽게 습관을 줄일 수 있도록 도와줍니다. 이는 교정 치료의 일환으로, 아이의 성장 단계에 맞춰 진행됩니다. 즉, 부모 혼자 고민하기보다 전문가의 조언을 받는 것이 더 안전합니다.

10) A: "손가락 빠는 습관, 관리가 답입니다"

아이가 손가락 빠는 습관은 어린 시기에는 자연스럽지만, 너무 오래 지속되면 문제로 이어집니다. 저는 부모님들께 항상 "습관 자체보다, 언제까지 지속되는지가 중요하다"고 말씀드립니다. 따뜻한 지도와 전문적인 관리가 아이의 건강한 치아와 턱 성장을 지켜 줍니다.

Part 5

치과 상식,
이것만은 꼭 알아 두자!

36

Q: 치과 정기 검진은 왜 중요한가요? 얼마나 자주 받아야 하나요?

1) A: "아프지 않은데 꼭 가야 할까요?"

많은 환자분들이 "통증이 없는데 치과 검진이 필요할까요?"라고 물어 보십니다. 사실 치과 질환은 **아프기 전까지는 조용히 진행되는 경우가 많다**는 것이 문제입니다. 따라서 아프기 전에 미리 확인하는 검진이 무엇보다 중요합니다.

2) A: "충치는 조기 발견이 답입니다"

충치는 초기에는 통증이 거의 없습니다. 작은 검은 점처럼 보여도 이미 안쪽으로 깊게 번지고 있을 수 있습니다. 정기 검진은 충치를 조기에 발견해 간단한 치료로 끝낼 수 있게 해 줍니다.

3) A: "잇몸병은 더더욱 무섭습니다"

잇몸병은 잇몸이 붓고 피가 나더라도, 통증이 심하지 않아 방치하기 쉽습니다. 하지만 뼈가 녹고 치아가 흔들리기 시작하면 이미 늦은 경우가 많습니다. 검진은 이런 잇몸병을 조기에 막아 주는 가장 확실한 방법입니다.

4) A: "작은 치료가 큰 치료를 막는다"

정기 검진을 통해 발견된 문제는 대체로 치료가 간단합니다. 하지만 뒤늦게 발견하면 신경치료, 보철, 임플란트 같은 큰 치료가 필요할 수 있습니다. 작은 진료로 큰 진료를 막는 것, 이것이 검진의 가치입니다.

5) A: "아이들도 꼭 필요합니다"

아이들은 충치 진행 속도가 빠르기 때문에 6개월마다 검진이 권장됩니다. 불소 도포, 실란트 같은 예방 치료를 시기 놓치지 않고 받을 수 있습니다. 어릴 때 습관이 평생 치아 건강을 결정합니다.

6) A: "성인도 예외는 없습니다"

직장인, 주부, 어르신 누구에게나 검진은 필요합니다. 특히 스트레스, 흡연, 당뇨 같은 생활 습관은 치아 건강에 큰 영향을 줍니다. 정기 검진으로 조기 관리하는 것이 장기적으로 훨씬 유리합니다.

7) A: "검진 간격은 얼마나 될까요?"

보통 6개월마다 검진을 권장합니다. 하지만 충치나 잇몸병 위험이 높은 분은 3~4개월 단위로 관리하는 것이 좋습니다. 정기적인 패턴을 잡아 두는 것이 치아 건강을 지키는 핵심입니다.

8) A: "건강검진과 치과 검진은 다릅니다"

국가건강검진을 받더라도 치과 문제는 대부분 놓치기 쉽습니다. 치아와 잇몸은 반드시 별도의 치과 검진을 받아야 합니다. 즉, 건강검진만 믿고 치과를 안 가는 것은 큰 착각입니다.

9) A: "경제적 이득도 있습니다"

정기 검진으로 조기에 치료하면 비용이 훨씬 줄어듭니다. 작은 레진 치료로 끝날 걸, 신경치료·크라운까지 가면 몇 배의 비용이 발생합니다. 검진은 결국 시간·비용을 아끼는 가장 현명한 투자입니다.

10) A: "치과 검진은 건강의 보험"

치과 검진은 단순히 문제가 생겼는지 보는 것이 아니라, **미래를 예방하는 보험**입니다. 저는 환자분들께 항상 "정기 검진은 치아를 오래 쓰는 가장 확실한 비밀"이라고 말씀드립니다. 아프지 않을 때 지키는 것이 진짜 건강관리입니다.

37

Q: 구강암은 어떤 증상이 있나요? 예방 방법은 무엇인가요?

1) A: "구강암, 멀리 있는 얘기 같지만…"

많은 분들이 구강암은 드물다고 생각하시지만, 실제로는 치과 진료 중 발견되는 경우가 적지 않습니다. 특히 흡연, 음주 습관이 있는 분들에게서 발생 위험이 높습니다. 따라서 초기 증상을 아는 것이 조기 발견의 열쇠입니다.

2) A: "잘 낫지 않는 입안의 상처"

입안에 작은 궤양이나 상처가 생기는 건 흔한 일이지만, 2주 이상 아물지 않고 계속 남아 있다면 구강암의 초기 신호일 수 있습니다. 단순 구내염과 가장 크게 구분해야 할 부분입니다.

3) A: "붉거나 하얀 반점"

입안 점막에 붉은색(홍반)이나 하얀색(백반) 반점이 생기는 경우가 있습니다. 이런 변화가 오래 지속되면 전암성 병변일 가능성이 있으므로 주의해야 합니다. 특히 아프지 않더라도 그냥 넘어가면 안 됩니다.

4) A: "혹이나 덩어리"

잇몸, 혀, 입천장, 입술 등에 만져지는 혹이 있다면 반드시 확인이 필요합니다. 통증이 없더라도 점점 커진다면 암성 병변을 의심해야 합니다. 초기에 작을 때 발견하는 것이 치료 성공률을 크게 높입니다.

5) A: "설명하기 어려운 통증"

구강암은 진행되면서 혀, 목, 귀까지 통증이 번지기도 합니다. 특히 삼킬 때 불편감이 동반되면 더 주의해야 합니다. 단순 치통과 구분이 어려워 치과에서 놓치지 않도록 해야 합니다.

6) A: "잇몸 출혈과 치아 흔들림"

잇몸이 쉽게 피가 나고 치아가 흔들린다면 치주염일 수 있지만, 구강암이 뼈를 침범하면서 생기는 경우도 있습니다. 평소와 다른 양상이 반복된다면 반드시 검진이 필요합니다.

7) A: "입냄새와 발음 변화"

암성 병변은 괴사하면서 특유의 심한 입냄새를 유발할 수 있습니다. 또한 혀나 입술 부위에 암이 생기면 발음이 부정확해지는 경우도 있습니다. 작은 변화라도 놓치지 않는 것이 중요합니다.

8) A: "턱의 움직임 제한"

구강암이 진행되면 턱 관절이나 근육까지 영향을 미쳐 입을 벌리기 힘들어질 수 있습니다. 턱이 뻣뻣해지거나 점점 잘 안 벌어진다면 경과를 주의 깊게 봐야 합니다.

9) A: "위험 인자를 가진 분들은 특히"

흡연, 음주, 만성 구강 자극(틀니나 보철이 잇몸을 오래 긁는 경우), HPV 감염 등은 구강암 위험을 높입니다. 이런 습관이나 요인이 있다면 정기 검진으로 구강 상태를 꼭 확인해야 합니다.

10) A: "조기 발견이 생명을 살립니다"

구강암은 초기에는 통증이 없어 쉽게 지나치지만, 조기 발견 시 완치율이 매우 높습니다. 저는 환자분들께 항상 "구강암은 아픈 병이 아니라, 티 나는 변화를 잘 보는 병"이라고 설명해 드립니다. 입안의 작은 변화라도 2주 이상 지속되면 반드시 전문의에게 확인받는 것이 안전합니다.

38

Q: 임산부는 치과 치료를 받아도 안전한가요?

1) A: "치과 치료, 임산부는 위험할까요?"

많은 임산부 환자분들이 "아기에게 해가 되지 않을까?" 하는 걱정 때문에 치과 치료를 미루곤 합니다. 하지만 실제로는 임신 중에도 필요한 치과 치료는 안전하게 받을 수 있습니다. 중요한 건 **시기와 방법을 잘 선택하는 것**입니다.

2) A: "임신 초기, 가능한 한 안정이 우선"

임신 1~3개월 초기에는 태아 장기가 형성되는 중요한 시기입니다. 가능하다면 이 시기에는 응급 상황(심한 통증·염증)을 제외하고 큰 치료는 미루는 게 좋습니다. 간단한 검진이나 예방 관리 중심으로 접근하는 것이 안전합니다.

3) A: "임신 중기, 치료하기 좋은 시기"

임신 4~6개월은 태아 발달이 안정되고, 산모도 비교적 편안한 시기입니다. 이때는 충치 치료, 신경치료, 잇몸 치료 등 대부분의 치과 치료가 가능합니다. 치과에서도 임산부용 안전 약제와 최소한의 방사선 촬영만 사용합니다.

4) A: "임신 후기, 조심스럽게 접근"

임신 7개월 이후부터는 배가 불러 누운 자세가 힘들어지고, 장시간 치료가 어렵습니다. 응급 치료만 시행하고, 나머지는 출산 후로 미루는 경우가 많습니다. 따라서 **가장 적절한 시기는 임신 중기**라고 할 수 있습니다.

5) A: "방사선 촬영은 안전할까?"

필요한 경우 치과 엑스레이 촬영은 임산부도 받을 수 있습니다. 특히 치과용 방사선은 조사 범위가 좁고, 납 차폐복을 착용하기 때문에 태아 노출은 거의 없습니다. 불필요하게 겁먹을 필요는 없습니다.

6) A: "치과 치료를 미루면 더 위험합니다"

치료를 미루다 보면 충치가 신경까지 번지거나, 잇몸 염증이 심해져 전신 건강에도 영향을 줄 수 있습니다. 특히 잇몸병은 조산이나 저체중아 출산과도 연관이 있다는 보고가 있습니다. 따라서 적절한 시기에 치료받는 것이 오히려 아기에게도 안전합니다.

7) A: "진통제와 항생제는?"

치과에서 사용하는 진통제와 항생제는 산부인과에서 안전성이 검증된 약제를 선택합니다. 의료진이 산모 상태를 고려해 조절하기 때문에 크게 걱정하지 않으셔도 됩니다. 다만, 복용 전 반드시 주치의와 상의

하는 것이 원칙입니다.

8) A: "예방 관리가 더 중요합니다"

임산부는 호르몬 변화로 잇몸이 붓고, 입덧으로 양치가 힘들어 충치와 잇몸병이 잘 생깁니다. 따라서 불소치약, 부드러운 칫솔, 가글 등을 활용해 예방 관리에 신경 써야 합니다. 정기 검진과 스케일링도 큰 도움이 됩니다.

9) A: "치과와 산부인과의 협력"

임산부 치과 진료 시에는 반드시 임신 주차와 산모 건강 상태를 확인하고 진행합니다. 필요하다면 산부인과와 협진을 통해 안전한 치료 환경을 마련합니다. 즉, 혼자 고민하기보다 전문의와 소통하는 것이 가장 안전합니다.

10) A: "임신 중 치과 치료, 미루지 마세요"

임신했다고 해서 치과 치료가 금지되는 것은 아닙니다. 저는 환자분들께 항상 "치료를 미루는 게 아니라, 안전하게 받는 게 정답"이라고 말씀드립니다. 치아 건강은 곧 산모와 아기의 건강과도 연결됩니다.

39

Q: 당뇨병 환자는 치과 치료 시 주의할 점이 있나요?

1) A: "치과 치료, 당뇨병이면 더 조심해야 할까요?"

당뇨 환자분들이 치과 진료를 앞두고 가장 많이 하는 질문입니다. 결론부터 말씀드리면, **치과 치료는 충분히 가능하지만 몇 가지 주의사항이 필요하다**는 것입니다.

2) A: "혈당 조절이 기본입니다"

혈당이 불안정하면 상처가 잘 아물지 않고, 감염 위험이 높아집니다. 따라서 치과 치료 전에는 반드시 혈당 상태를 확인하고 안정적인 범위에서 치료해야 합니다. 혈당 관리가 잘 된다면 대부분의 치료가 문제없이 진행됩니다.

3) A: "잇몸병에 특히 취약합니다"

당뇨 환자는 면역력이 떨어져 잇몸병이 잘 생깁니다. 또 잇몸병이 있으면 혈당 조절도 더 어렵게 만드는 악순환이 발생합니다. 따라서 정기적인 스케일링과 잇몸 관리가 당뇨 관리에도 도움을 줍니다.

4) A: "발치나 수술 전 준비"

임플란트 수술, 사랑니 발치처럼 출혈이 있거나 회복이 필요한 치료는 더 신중해야 합니다. 혈당 조절 상태와 HbA1c 수치를 확인하고, 필요시 내과 주치의와 협진하는 것이 안전합니다. 항생제나 소염제 사용도 개인 상태에 맞게 조정합니다.

5) A: "저혈당 주의도 필요합니다"

치과 치료를 긴장한 채로 받다 보면, 장시간 공복 상태가 이어져 저혈당이 올 수 있습니다. 치료 전 간단한 식사를 하고 오시는 게 좋으며, 저혈당 대비 간식을 챙기는 것도 도움이 됩니다.

6) A: "감염 예방이 핵심"

당뇨 환자는 작은 상처에도 감염이 잘 생길 수 있습니다. 따라서 발치 부위 소독, 약물 복용, 구강 위생 관리가 더 철저히 필요합니다. 특히 임플란트 주변 염증(임플란트 주위염)에 주의해야 합니다.

7) A: "약물 상호작용 확인"

당뇨약(예: 인슐린, 메트포르민 등)과 치과에서 쓰는 약물이 서로 영향을 줄 수 있습니다. 항생제, 진통제 처방 시 반드시 복용 중인 약을 알려 주셔야 안전합니다. 이 정보가 치료 계획의 중요한 기준이 됩니다.

8) A: "간단한 치료는 문제없습니다"

충치 치료, 신경치료, 스케일링 같은 기본 진료는 대부분 큰 제한이 없습니다. 단, 출혈이 많은 시술이나 장시간 치료는 사전에 혈당 조절 여부를 반드시 확인해야 합니다.

9) A: "정기 검진이 곧 예방입니다"

당뇨 환자는 일반인보다 구강 합병증이 빨리, 자주 생깁니다. 따라서 최소 3~6개월마다 치과 검진을 받는 것이 좋습니다. 정기 관리가 곧 치료 비용과 고통을 줄이는 최선의 방법입니다.

10) A: "당뇨와 치과는 연결되어 있습니다"

저는 환자분들께 항상 "치아와 잇몸 건강이 혈당 조절에도 영향을 준다"고 말씀드립니다. 즉, 당뇨 관리와 치과 관리가 함께 가야 전체 건강을 지킬 수 있습니다. 안전한 치료를 위해서는 **혈당 관리 + 정기 검진 + 의료진과의 소통**이 핵심입니다.

40

Q: 치아에 금이 간 것 같아요. 어떻게 해야 하나요?

1) A: "씹을 때 찌릿, 혹시 금이 간 걸까요?"

어느 날 딱딱한 음식을 씹다가 순간적으로 찌릿한 통증이 느껴진 적 있으신가요? 거울로 보니 치아에 얇은 선이 보일 때, "금이 간 건 아닐까?" 걱정이 됩니다. 치아 균열은 생각보다 흔하고, 방치하면 큰 문제로 이어질 수 있습니다.

2) A: "치아도 유리컵처럼 금이 갑니다"

치아는 단단하지만 강한 힘이나 반복되는 압력에 의해 금이 갈 수 있습니다. 특히 딱딱한 음식을 씹거나, 이갈이 습관, 교합 불균형이 원인이 됩니다. 쉽게 말해 치아도 유리컵처럼 작은 금부터 시작해 점점 벌어질 수 있습니다.

3) A: "금의 깊이에 따라 다릅니다"

치아에 난 금은 표면의 얇은 균열부터 신경까지 이어지는 깊은 균열까지 다양합니다. 얕은 금은 특별한 치료 없이 관리만으로도 괜찮지만, 깊은 균열은 신경치료나 크라운 같은 보철 치료가 필요할 수 있습니다.

4) A: "대표적인 증상"

- 씹을 때 순간적으로 찌릿한 통증

- 특정 음식(특히 차갑거나 단 것)에 시린 느낌

- 잇몸 주변의 잦은 불편감

이런 증상이 반복된다면 치아 균열을 의심해 볼 수 있습니다.

5) A: "작은 금이 큰 문제로 번집니다"

균열이 방치되면 음식물과 세균이 스며들어 충치, 신경염증, 잇몸병으로 이어질 수 있습니다. 심하면 치아가 아예 쪼개져 발치가 필요해지기도 합니다. 초기에 발견해 관리하는 것이 무엇보다 중요합니다.

6) A: "어떤 치료가 필요할까요?"

- 얕은 금: 경과 관찰, 보호성 레진 치료

- 깊은 금: 신경치료 후 크라운 씌우기

- 심한 금: 발치 후 임플란트 치료

즉, 금의 범위와 깊이에 따라 치료 방법이 달라집니다.

7) A: "검진으로만 알 수 있습니다"

거울로 보이는 금은 대부분 표면의 얕은 균열입니다. 실제로 문제가 되는 균열은 X-ray나 치과용 확대경을 통해서만 확인할 수 있습니다. 따라서 정확한 진단 없이는 금의 심각도를 알기 어렵습니다.

8) A: "예방이 가능한가요?"

딱딱한 음식(얼음, 뼈, 견과류 껍질 등)을 피하는 것이 가장 큰 예방법입니다. 또한 이갈이 습관이 있다면 마우스피스(보호 장치)를 착용하는 것이 좋습니다. 교합(물림) 문제가 있으면 교정 치료가 도움이 될 수도 있습니다.

9) A: "치아 균열, 나이와도 관련이 있습니다"

나이가 들수록 치아 내부 수분이 줄어 단단해지고, 그만큼 잘 깨지기 쉽습니다. 특히 중장년층 이후에는 작은 충격에도 금이 생길 수 있어 더 주의가 필요합니다.

10) A: "치아 금은 조기 대처가 답입니다"

저는 환자분들께 항상 "금이 간 치아는 스스로 붙지 않는다"고 말씀드립니다. 작은 금이라도 조기에 대처하면 치아를 오래 지킬 수 있습니다. 치아 균열은 발견과 관리가 곧 치아 수명을 좌우합니다.

Part 6

응급 상황 대처법!

41

Q: 갑자기 치아가 부러졌을 때 어떻게 해야 하나요?

1) A: "딱딱한 음식에 치아가!"

어느 날 갑자기 딱딱한 음식을 씹다가 치아가 부러지는 경험, 생각보다 흔합니다. 치아는 단단해 보이지만 반복된 압력이나 충치, 잇몸 문제로 약해지면 쉽게 파절될 수 있습니다. 놀라고 당황스러운 순간, 어떻게 대처해야 할까요?

2) A: "왜 치아가 부러질까요?"

치아가 부러지는 원인은 다양합니다. 딱딱한 음식(뼈, 얼음, 견과류 껍질) 때문일 수도 있고, 보이지 않던 충치, 이갈이 습관, 치아 균열이 쌓이다 갑자기 터져 나오는 경우도 있습니다.

3) A: "부러진 정도에 따라 치료가 달라집니다"

치아가 살짝 깨졌다면 레진 같은 간단한 수복으로 마무리할 수 있습니다. 하지만 신경 가까이까지 부러졌다면 신경치료 후 크라운이 필요할 수 있습니다. 심하게 쪼개지면 결국 발치와 임플란트까지 이어질 수도 있습니다.

4) A: "대표적인 증상"

- 씹을 때 날카로운 통증
- 부러진 부분이 혀에 걸리는 불편감
- 찬물·단 음식에 시린 증상

이런 경우는 이미 치아 내부가 손상된 신호일 수 있습니다.

5) A: "응급 대처법"

치아가 부러졌다면 일단 조각을 잘 보관하는 것이 좋습니다. 특히 앞니처럼 미용적으로 중요한 치아는 원래 조각을 붙일 수도 있습니다. 무리하게 씹지 말고 빠른 시일 내 치과 검진이 필요합니다.

6) A: "작은 파절, 그냥 두면 안 됩니다"

"조금 깨졌으니 괜찮겠지." 하고 방치하면 그 틈으로 세균이 침투합니다. 결국 충치, 신경염증, 더 큰 파절로 이어져 치료 범위가 넓어집니다. 작은 파절일수록 빨리 다루는 것이 오히려 간단하고 안전합니다.

7) A: "이가 약해지는 생활 습관"

이를 악무는 습관, 밤에 하는 이갈이, 딱딱한 음식 깨물기는 치아를 약하게 만듭니다. 또한 충치나 잇몸병이 있으면 치아 구조 자체가 약해져 쉽게 부러집니다. 원인을 찾고 생활습관을 고치는 것도 치료 못지않게 중요합니다.

8) A: "치료 후 관리도 중요합니다"

크라운이나 보철로 치료한 뒤에도 같은 습관이 반복되면 또 다른 치아가 부러질 수 있습니다. 정기 검진을 통해 교합(물림) 상태와 잇몸 건강을 함께 관리하는 것이 필요합니다.

9) A: "예방할 수 있을까요?"

네, 예방 가능합니다.

- 딱딱한 음식 피하기
- 이갈이 시 마우스피스 착용
- 충치 · 잇몸병 조기 치료

이런 습관이 치아 파절 위험을 크게 줄여 줍니다.

10) A: "부러진 치아, 조기 대처가 답입니다"

저는 환자분들께 항상 "치아는 부러지면 다시 자라지 않는다"고 말씀드립니다. 하지만 조기 대처와 적절한 치료를 통해 치아를 오래 지킬 수 있습니다. 놀라운 순간에도 침착하게 관리하는 것이 평생 치아 건강의 지름길입니다.

42

Q: 치아가 빠졌을 때 어떻게 해야 하나요?

1) A: "갑자기 치아가 빠졌어요!"

넘어지거나 부딪혀서, 혹은 심한 충치와 잇몸병으로 치아가 갑자기 빠질 수 있습니다. 그 순간 당황해서 아무 대처도 못 하면 치아를 살릴 기회를 놓칠 수 있습니다. 빠진 치아, 어떻게 다뤄야 할까요?

2) A: "치아가 완전히 빠졌다면"

영구치가 뿌리째 빠진 경우, **치아를 다시 살려 넣을 수 있는 골든타임은 30분~1시간**입니다. 이 시간 안에 올바르게 보관하고 치과에 내원하면 재식립(다시 심는 치료)이 가능합니다.

3) A: "빠진 치아, 이렇게 잡아야 합니다"

치아를 주울 때는 치관(하얀 머리 부분)만 잡으셔야 합니다. 뿌리 부분은 세균과 조직이 붙어 있기 때문에 만지면 재식립 성공률이 떨어집니다.

4) A: "물로 씻을 때 주의하세요"

빠진 치아에 흙이나 이물질이 묻어도 흐르는 물에 살짝만 헹궈야 합니다. 세게 문지르거나 소독약, 알코올을 쓰면 치아 뿌리 세포가 손상됩니다. 부드럽게 헹구는 것이 원칙입니다.

5) A: "보관 방법이 생명입니다"

빠진 치아는 건조하면 금방 죽습니다.

- 가장 좋은 보관 방법: 우유 속에 담아 오기
- 없을 때: 생리식염수, 입 안 뺨 쪽에 넣고 보관하기

물컵 속 일반 물은 삼투압 차이로 세포가 망가질 수 있어 권장하지 않습니다.

6) A: "빠른 시간 내 치과로"

재식립은 빠르면 빠를수록 성공 확률이 올라갑니다. 따라서 집에서 고민하지 말고 최대한 빨리 치과를 찾아야 합니다. 시간이 곧 치아의 생명입니다.

7) A: "유치는 다시 심지 않습니다"

어린이의 유치가 빠진 경우는 다시 심지 않습니다. 재식립 시 영구치 발육에 방해가 되기 때문입니다. 유치가 빠진 경우에는 공간 관리와 영구치 발육 확인이 더 중요합니다.

8) A: "빠진 치아를 못 살린다면?"

재식립이 불가능하다면, 임플란트·브릿지·부분틀니 등으로 대체할

수 있습니다. 치아가 없다고 방치하면 주변 치아가 이동하고 교합이 무너져 더 큰 문제를 만들 수 있습니다.

9) A: "예방할 수 있는 방법"

스포츠 활동 시 마우스가드를 착용하면 외상으로 인한 치아 손실을 크게 줄일 수 있습니다. 또한 잇몸병으로 치아가 흔들리는 경우에는 정기검진으로 조기 관리가 필요합니다.

10) A: "치아가 빠졌을 때, 침착한 대처가 답입니다"

저는 환자분들께 항상 "빠진 치아는 버리지 말고 살려 보라"고 강조합니다. 조금만 침착하게 대처하면 다시 사용할 수 있는 경우가 많습니다. 빠른 판단과 올바른 보관이 치아를 지키는 열쇠입니다.

43

Q: 잇몸이 심하게 붓고 아픈데 어떻게 해야 하나요?

1) A: "갑자기 잇몸이 퉁퉁 부었어요"

거울을 보니 잇몸이 빨갛게 부어 있고, 음식을 씹을 때마다 욱신거린 다면 정말 당황스럽습니다. 이런 증상은 단순한 불편함을 넘어, 치과 질환의 신호일 수 있습니다. 그렇다면 원인과 대처법은 무엇일까요?

2) A: "염증이 가장 흔한 원인"

잇몸이 붓고 아픈 가장 큰 이유는 염증입니다. 치석이나 세균이 잇몸 에 쌓여 **치은염, 치주염**으로 발전하면 쉽게 붓고 통증이 생깁니다. 특 히 양치가 잘 닿지 않는 어금니 사이에서 자주 발생합니다.

3) A: "사랑니도 범인일 수 있습니다"

잇몸 통증의 또 다른 흔한 원인은 매복된 사랑니입니다. 사랑니 주위 잇몸이 덮여 음식물이 끼면 **잇몸이 붓고 심한 통증**을 유발합니다. 심 하면 입이 안 벌어지고 열까지 나는 경우도 있습니다.

4) A: "농양(고름주머니)이 잡히는 경우"

잇몸 안쪽에 세균 감염으로 고름이 차면 잇몸이 붓고 눌렀을 때 통증이 심해집니다. 이 경우는 단순 붓기가 아니라, 치아 뿌리까지 염증이 번진 신호일 수 있습니다. 빠른 치료가 필요합니다.

5) A: "가볍게 넘기면 안 되는 이유"

잇몸 염증을 방치하면 치조골(치아를 잡아 주는 뼈)이 녹기 시작합니다. 결국 치아가 흔들리고, 빠지는 단계까지 갈 수 있습니다. 따라서 단순 잇몸 부종이라도 빨리 확인해야 하는 이유입니다.

6) A: "응급 대처 방법"

- 자극적인 음식(매운 음식, 딱딱한 음식) 피하기
- 미지근한 소금물로 가볍게 헹구기
- 통증이 심하면 진통제 복용 가능

하지만 이는 임시방편일 뿐, 원인 치료가 필요합니다.

7) A: "치과에서는 이렇게 치료합니다"

- 치석 제거 및 잇몸 소독
- 사랑니 주위 염증 치료
- 농양 배농(고름 빼기) 및 약물 치료

원인에 따라 치료 방법이 다르며, 대부분 간단히 조치 가능합니다.

8) A: "생활습관 관리도 중요합니다"

잇몸 붓기를 예방하려면 **올바른 양치 + 치실과·치간칫솔**이 필수입니다. 또한 과도한 흡연과 스트레스는 잇몸 면역력을 떨어뜨려 증상을 악화시킵니다.

9) A: "만성으로 반복된다면"

잇몸 붓기가 자주 재발한다면 이미 만성 치주염일 가능성이 큽니다. 이 경우 단순 치료가 아니라 정기적인 잇몸 관리 프로그램이 필요합니다. 즉, '증상만 잡는 치료'에서 벗어나 '원인을 다스리는 치료'로 가야 합니다.

10) A: "잇몸은 치아의 뿌리"

저는 환자분들께 항상 "잇몸은 치아를 지탱하는 뿌리"라고 말씀드립니다. 잇몸이 무너지면 아무리 건강한 치아라도 지킬 수 없습니다. 잇몸 붓기와 통증은 단순 증상이 아니라 치아 건강을 지키라는 신호입니다.

44

Q: 교정 장치가 부러지거나 떨어졌을 때 어떻게 해야 하나요?

1) A: "교정장치가 갑자기 떨어졌습니다"

교정 중 갑자기 브라켓이나 철사가 떨어지면 많이 당황하실 겁니다. "치아가 다시 돌아가진 않을까?" "치료가 무효가 되는 건 아닐까?" 걱정이 앞서지요. 사실 흔히 일어날 수 있는 상황이며, 침착한 대처가 중요합니다.

2) A: "왜 떨어질까요?"

교정 장치는 치아에 붙이는 작은 장치이기 때문에 강한 힘을 받으면 떨어질 수 있습니다. 딱딱한 음식, 끈적한 음식, 무심코 이를 세게 무는 습관이 주요 원인입니다. 때로는 교정 접착제가 약해져서도 발생할 수 있습니다.

3) A: "떨어졌다고 크게 걱정할 필요는 없습니다"

브라켓 하나가 떨어졌다고 해서 교정 전체가 망가지는 것은 아닙니다. 다만 방치하면 치아 이동 속도에 영향을 줄 수 있으니 조치가 필요합니다. 즉, 급한 응급상황은 아니지만 그냥 두어서는 안 됩니다.

4) A: "철사가 튀어나온 경우"

브라켓이 떨어지면서 철사가 튀어나오면 입 안이 따갑고 헐 수 있습니다. 이럴 땐 교정용 왁스를 붙여 임시로 커버하거나, 면봉·거즈로 감싸 두면 통증을 줄일 수 있습니다. 응급 상황에서는 작은 네일 클리퍼로 잘라 내는 경우도 있습니다.

5) A: "부품은 가능하면 보관하세요"

떨어진 브라켓이나 밴드는 가능하면 챙겨 두는 게 좋습니다. 재부착할 때 사용할 수 있어 불필요한 장치 교체를 막아 줍니다. 작은 부품이니 삼키지 않도록 주의해야 합니다.

6) A: "집에서 할 수 있는 응급 대처"

- 철사가 볼을 찌르면 왁스로 덮기
- 음식은 부드럽게, 앞니로 강하게 물지 않기
- 떨어진 장치 삼키지 않도록 조심하기

이렇게 관리하면 큰 불편 없이 내원 전까지 버틸 수 있습니다.

7) A: "치료 기간에 영향이 있을까?"

장치가 오래 떨어진 상태로 방치되면 치아 이동 속도가 느려집니다. 결과적으로 교정 치료 기간이 늘어날 수 있습니다. 따라서 가능한 빠른 시일 내 재부착이 필요합니다.

8) A: "재발 방지를 위한 생활 습관"

딱딱한 얼음, 뼈 있는 고기, 딱딱한 과일은 교정 중 피하는 것이 좋습니다. 또한 껌이나 카라멜 같은 끈적한 음식도 장치를 쉽게 떨어뜨립니다. 식습관 관리가 곧 교정 성공률을 높이는 비결입니다.

9) A: "심리적으로 불안할 때"

장치가 떨어지면 괜히 치료가 뒤로 밀릴까 불안해집니다. 하지만 저는 환자분들께 항상 "교정은 장기전, 작은 변수는 조정 가능하다"고 말씀드립니다. 과도한 불안은 불필요하니, 차분히 조치하면 됩니다.

10) A: "교정 중 작은 사고, 관리가 답입니다"

교정장치가 떨어지는 건 드문 일이 아니며, 대부분 쉽게 해결 가능합니다. 저는 환자분들께 항상 "교정은 환자와 의사가 함께 만들어 가는 과정"이라고 강조합니다. 작은 사고도 침착히 대처하면 치료 결과에는 큰 문제가 없습니다.

45

Q: 임플란트 주위가 아프고 붓는데 어떻게 해야 하나요?

1) A: "임플란트 했는데 왜 또 아플까요?"

많은 환자분들이 임플란트는 한 번 심으면 평생 문제없다고 생각하십니다. 하지만 임플란트도 치아처럼 잇몸과 뼈에 둘러싸여 있기 때문에 관리가 필요합니다. 주위가 붓고 아픈 건 **임플란트 주위염**일 가능성이 높습니다.

2) A: "임플란트 주위염이란?"

쉽게 말해 자연 치아의 잇몸병(치주염)과 같은 병이 임플란트에 생긴 것입니다. 플라그와 세균이 임플란트 주변에 쌓이면서 잇몸이 붓고, 점점 뼈까지 녹일 수 있습니다. 초기에 잡지 않으면 임플란트를 잃게 될 수도 있습니다.

3) A: "대표적인 증상들"

- 임플란트 주변 잇몸 붓기와 발적
- 양치할 때 피가 나거나 고름이 나옴
- 씹을 때 통증과 불편감
- 심하면 임플란트가 흔들리는 느낌

이런 증상이 보이면 반드시 조치가 필요합니다.

4) A: "왜 생길까요?"

- 양치 부족으로 인한 세균 침착
- 흡연, 당뇨 등 면역력 저하
- 잘 맞지 않는 보철물 구조
- 정기검진을 소홀히 한 경우

즉, 원인은 생활 습관과 관리 부족이 가장 큽니다.

5) A: "초기 단계라면 해결할 수 있습니다"

잇몸이 붓고 약간 시린 정도의 초기라면, 스케일링과 소독만으로 회복이 가능합니다. 치실·치간칫솔을 활용한 올바른 관리 습관이 더해지면 다시 안정될 수 있습니다.

6) A: "진행되면 치료가 복잡해집니다"

염증이 뼈까지 번지면 잇몸 절개 후 세균 제거, 뼈 이식 치료까지 필요할 수 있습니다. 심하면 임플란트를 제거해야 하는 경우도 있습니다. 따라서 조기 대처가 가장 중요합니다.

7) A: "자가 관리 방법"

- 하루 두 번 이상 꼼꼼한 양치

- 임플란트 주변은 치간칫솔·워터픽 활용
- 흡연 줄이기, 잇몸에 무리 주는 습관 피하기
이런 작은 관리가 임플란트 수명을 좌우합니다.

8) A: "정기 검진은 필수입니다"

임플란트는 자연 치아보다 잇몸병에 더 취약합니다. 따라서 최소 6개월마다 치과에서 잇몸 상태와 보철 적합도를 확인해야 합니다. 정기검진이 곧 임플란트 보험입니다.

9) A: "임플란트도 내 치아처럼"

저는 환자분들께 항상 "임플란트도 내 치아처럼 관리해야 한다"고 말씀드립니다. 자연치아를 잃은 경험을 떠올리며, 더 꼼꼼히 관리하는 것이 현명합니다.

10) A: "붓고 아픈 건 경고 신호입니다"

임플란트는 아프지 않아도 문제가 진행될 수 있습니다. 따라서 붓기와 통증이 나타났다면 이미 경고 신호라고 보셔야 합니다. 조기 관리와 정기 점검이 평생 임플란트를 지키는 비밀입니다.

Part 7

치과 상식,
이것이 궁금해요!

46

Q: 치과 공포증이 심해서 치과 가기가 두려워요. 어떻게 극복할 수 있을까요?

A: 치과 공포증은 흔한 증상입니다. 의식하 진정법, 웃음 가스 등 다양한 방법으로 통증과 불안감을 줄일 수 있으니 치과와 상담하여 자신에게 맞는 방법을 찾아보세요. 의식하 진정법은 미다졸람이라고 하는 진정성분의 정맥 주사나 경구약물을 통해 진행됩니다. 내시경에서 사용하는 프로포폴 같은 진정제는 거의 사용하지 않고 있습니다.

Q: 치아보험, 꼭 들어야 하나요? 어떤 점을 고려해야 할까요?

1) A: "주변에서 다들 가입하던데…"

최근 들어 환자분들께서 "치아보험은 꼭 들어야 하나요?"라는 질문을 자주 하십니다. 치아보험은 일반 보험과 달리 당장 필요할 것 같지 않다가도, 막상 큰 치료가 필요할 때는 유용하게 쓰일 수 있습니다. 하지만 무조건 가입한다고 해서 다 좋은 건 아닙니다.

2) A: "치과 치료 비용은 부담이 큽니다"

충치 치료 정도는 큰 비용이 아니지만, 신경치료와 크라운, 임플란트까지 가면 수십만~수백만 원이 들 수 있습니다. 특히 임플란트는 개당 비용이 크기 때문에 환자분들의 경제적 부담이 커질 수밖에 없습니다. 이런 상황에서 치아보험은 일종의 '비상금 역할'을 합니다.

3) A: "치아보험의 보장 범위"

대부분의 치아보험은 충치, 신경치료, 크라운, 브릿지, 임플란트, 틀니 등의 비용을 일부 보장합니다. 다만 보험사마다 세부 조건이 다르고, 보장 제외 항목도 많습니다. 즉, 어떤 치료가 어느 정도까지 보장되는지를 꼼꼼히 확인하는 것이 핵심입니다.

4) A: "꼭 필요한 사람은 누구일까?"

- 가족력이 있어 치아가 약한 분

- 잦은 충치와 잇몸병으로 치료 경험이 많은 분

- 중장년층으로 임플란트 가능성이 높은 분

이런 분들은 치아보험이 실제로 도움이 될 확률이 높습니다.

5) A: "꼭 필요하지 않은 경우도 있습니다"

반대로, 평소 치아 관리가 잘 되고 충치가 거의 없는 분, 또는 이미 임플란트·보철 치료를 마친 분은 보험 효율이 떨어질 수 있습니다. 보험은 '앞으로의 위험'에 대비하는 것이기 때문에 현재 상태에 따라 다릅니다.

6) A: "보험 가입 시 주의사항"

- 보장 시작 시점(보통 1~2년의 대기기간 있음)

- 임플란트 보장 개수 제한

- 특정 연령 이상 가입 제한 여부

이런 조건을 모르고 가입하면 나중에 실망할 수 있습니다.

7) A: "보험보다 더 중요한 것은?"

아무리 치아보험이 있어도, 가장 중요한 것은 **미리 예방하는 것**입니다. 정기검진, 스케일링, 불소도포, 생활습관 관리가 최고의 보험입니다. 저는 환자분들께 "치아보험은 보조, 주인공은 관리"라고 말씀드립니다.

8) A: "경제적 관점에서 본다면"

치아보험은 큰 치료 비용이 예상되는 분들에겐 합리적인 선택일 수 있습니다. 하지만 관리가 잘 되어 치료가 적다면 보험료보다 이득이 적을 수 있습니다. 즉, 본인의 치아 상태와 생활습관, 가족력까지 고려해야 합니다.

9) A: "치아는 소모품이 아닙니다"

치아는 한 번 손상되면 다시 자라지 않습니다. 보험보다 더 중요한 건 지금 내 치아를 얼마나 오래 건강하게 쓰느냐입니다. 그 출발점은 생활 속 관리와 정기 검진입니다.

10) A: "보험은 선택, 관리가 필수"

저는 환자분들께 항상 "치아보험은 선택사항, 하지만 정기 관리와 검진은 필수"라고 말씀드립니다. 치아보험이 마음의 안전벨트가 될 수는 있지만, 근본적인 해결책은 아닙니다. 예방과 관리가 튼튼해야 보험도 진짜 가치가 생깁니다.

48

Q: 해외에서 치과 치료를 받았는데 국내에서도 진료를 받을 수 있나요?

1) A: "치료가 덜 끝난 채 귀국했어요"

유학, 출장, 여행 등으로 해외에서 치과 치료를 받던 중 귀국해야 하는 경우가 있습니다. "이제 한국에서 그대로 이어서 받을 수 있을까요?" 라는 질문을 자주 듣습니다. 결론부터 말씀드리면, **이어 받을 수 있지만 몇 가지 변수가 있습니다.**

2) A: "치료 종류에 따라 다릅니다"

- 충치 레진: 이어서 마무리 가능
- 신경치료: 중간 과정 확인 후 이어서 가능
- 크라운, 브릿지: 재료·형태 차이로 새로 제작해야 할 수도 있음
- 교정치료: 장치·재료 차이로 계획 조정 필요

즉, 치료 종류와 단계에 따라 결과가 달라집니다.

3) A: "재료와 시스템의 차이"

해외에서 사용한 재료가 국내에 없는 경우가 있습니다. 예를 들어, 특정 임플란트 시스템은 국내에서 호환 부품이 없을 수 있습니다. 이 경

우, 기존 치료를 수정하거나 새로 시작해야 할 수도 있습니다.

4) A: "치료 기록이 있으면 큰 도움이 됩니다"

해외 치과에서 받은 진료 기록지, 엑스레이, 사용한 재료 정보가 있다면 국내 치료 연결이 훨씬 수월합니다. 가능하다면 귀국 전 요청해 두는 것이 좋습니다. 자료가 없더라도 국내 치과에서 다시 검진해 치료 방향을 잡을 수 있습니다.

5) A: "교정치료의 경우"

교정은 특히 연속성이 중요합니다. 해외에서 진행한 계획과 국내 교정 방식이 다르면 조정이 필요합니다. 따라서 중간 사진, 모형, 치료 계획서가 있다면 큰 도움이 됩니다.

6) A: "임플란트는 주의가 필요합니다"

임플란트는 시스템에 따라 부품 호환이 안 될 수 있습니다. 해외에서 심은 임플란트를 국내에서 관리하려면 호환 여부를 먼저 확인해야 합니다. 경우에 따라 유지관리만 가능하고, 추가 시술은 제한이 될 수 있습니다.

7) A: "치료비와 보증 문제"

해외에서 시작한 치료는 국내 보험이나 보증이 그대로 이어지지 않습니다. 따라서 치료비를 처음부터 다시 부담해야 하는 경우가 많습니다. 이 점은 환자분들이 자주 놓치는 부분입니다.

8) A: "치료를 중단하지 않는 것이 중요"

치료를 미루거나 방치하면 상태가 더 악화될 수 있습니다. 특히 신경 치료 중단, 임시 보철 방치는 치아 손상 위험이 큽니다. 귀국 후 최대한 빨리 이어 받는 것이 안전합니다.

9) A: "국내 치과에서 조율 가능합니다"

대부분의 경우 국내 치과에서 환자 상태를 새로 평가하고, 가능한 한 이어서 진행해 드립니다. 단, 일부 치료는 조정이나 재시작이 필요할 수 있다는 점만 알고 계시면 됩니다.

10) A: "중요한 건 '연속성'입니다"

저는 환자분들께 항상 "치료의 연속성이 깨지지 않도록 하는 것이 핵심"이라고 말씀드립니다. 해외에서 치료를 받았더라도, 국내에서 충분히 이어서 관리할 수 있습니다. 자료를 챙기고 빠른 시일 내 치과를 찾는 것이 가장 현명한 방법입니다.

49

Q: 치과 치료 후 주의사항은 어떤 것들이 있나요?

1) A: "치료 끝났으니 다 괜찮을까요?"

많은 분들이 치과에서 치료를 마치고 나면 그냥 끝이라고 생각하십니다. 하지만 치료 후 관리 방법에 따라 결과가 달라집니다. 작은 습관 하나가 치료의 수명을 좌우할 수 있습니다.

2) A: "마취가 풀리기 전 음식 주의"

치과 치료 후 마취가 남아 있을 때는 혀나 뺨을 깨물기 쉽습니다. 따라서 최소 1~2시간은 음식 섭취를 피하는 것이 좋습니다. 마취가 다 풀린 뒤 부드러운 음식부터 시작하는 게 안전합니다.

3) A: "발치 후 주의사항"

발치를 했다면 하루 동안 빨대를 쓰거나 세게 가글은 금물입니다. 출혈이 멈추도록 거즈를 꼭 깨물고, 음주는 2~3일 피하는 것이 좋습니다. 차가운 찜질은 붓기를 줄이는 데 도움이 됩니다.

4) A: "신경치료 후 주의사항"

신경치료 중에는 치아가 약해져 깨지기 쉽습니다. 딱딱한 음식은 피하고, 치료가 끝난 후에는 크라운으로 보호하는 것이 일반적입니다. "임시로 괜찮겠지" 하는 생각이 오히려 치아 손실을 부를 수 있습니다.

5) A: "스케일링 후 주의사항"

스케일링을 받고 나면 이가 시리거나 잇몸이 붓는 경우가 있습니다. 이때는 찬 음식보다 미지근한 음식을 드시는 게 좋습니다. 며칠 지나면 안정되며, 양치는 평소보다 더 꼼꼼히 해 주셔야 합니다.

6) A: "보철치료 후 주의사항"

크라운이나 브릿지를 했을 때는 처음엔 이물감이 생길 수 있습니다. 며칠 지나 적응되는 게 정상이며, 불편이 오래가면 교합 조정이 필요합니다. 치실·치간칫솔 사용으로 보철물 사이를 관리하는 것이 필수입니다.

7) A: "임플란트 수술 후 주의사항"

수술 당일은 출혈 방지를 위해 침을 뱉지 말고, 빨대로 음료를 마시는 것도 피해야 합니다. 흡연과 음주는 회복을 방해하므로 최소 1주일은 삼가야 합니다. 또한 처방받은 약은 꼭 규칙적으로 복용하셔야 합니다.

8) A: "교정치료 중 주의사항"

교정 장치는 음식에 취약합니다. 딱딱한 음식, 끈적한 음식은 장치를 떨어뜨리기 쉽습니다. 또한 교정용 칫솔과 치간칫솔로 장치 주변을 꼼꼼히 닦아야 충치를 예방할 수 있습니다.

9) A: "통증과 불편감 관리"

치료 후 며칠 간은 씹을 때 불편감이나 약간의 통증이 있을 수 있습니다. 대부분 자연스러운 회복 과정이며, 진통제를 복용하면 호전됩니다. 하지만 통증이 심하거나 붓기가 심해지면 바로 검진을 받는 것이 좋습니다.

10) A: "치료 후 관리가 치료의 완성입니다"

저는 환자분들께 항상 "치료는 시작일 뿐, 관리가 완성"이라고 말씀드립니다. 치료 후 주의사항을 잘 지켜 주셔야 치료 효과가 오래가고, 재치료를 막을 수 있습니다. 작은 습관 하나가 평생 치아 건강을 지키는 열쇠가 됩니다.

50

Q: 치과 치료비가 너무 비싼 것 같아요. 비용을 줄이는 방법이 있을까요?

1) A: "치과는 왜 이렇게 비쌀까요?"

많은 환자분들이 치과에 오셔서 가장 먼저 하시는 말씀이 있습니다. "생각보다 치료비가 너무 비싸요." 이 질문 속에는 불안, 의심, 그리고 치과 치료의 가치에 대한 고민이 함께 담겨 있습니다.

2) A: "보험이 안 되는 진료가 많습니다"

치과 치료비가 비싸게 느껴지는 가장 큰 이유 중 하나는 **건강보험 적용 범위가 좁기 때문**입니다. 충치치료 일부, 발치, 스케일링, 틀니·임플란트 일부만 보험이 되고, 보철·교정·미용 진료는 대부분 비급여라 비용 부담이 큽니다.

3) A: "치과 재료와 장비는 소모품입니다"

치과에서 사용하는 재료와 장비는 환자마다 모두 새것으로 사용해야 합니다. 임플란트 부품, 크라운 제작 재료, 1회용 기구들이 비용에 포함됩니다. 보이지 않지만 위생과 안전을 위해 반드시 필요한 부분입니다.

4) A: "숙련된 기술과 시간의 가치"

치과 치료는 단순히 재룟값만이 아니라, 정밀한 술식과 의료진의 시간과 노력이 들어갑니다. 특히 신경치료, 보철치료, 임플란트 같은 진료는 미세한 차이가 결과를 바꾸기 때문에 숙련도가 중요합니다. 즉, 기술료가 포함되어 있다는 점을 이해해야 합니다.

5) A: "작은 공간에 큰 기술이 담깁니다"

치아는 손톱보다 작은 구조물이지만, 그 안에서 신경, 혈관, 뼈까지 다뤄야 합니다. 정밀한 확대경, CT 촬영, 레이저 장비 등 고가의 장비가 필요한 이유입니다. 치과 치료비는 이 정밀성과 안전성을 담보하는 비용이기도 합니다.

6) A: "치료를 미루면 비용은 더 커집니다"

충치 초기에 간단히 레진으로 끝낼 수 있었던 치료를 미루면, 신경치료와 크라운으로 이어집니다. 더 늦으면 발치 후 임플란트까지 가게 되죠. "치과 치료는 초기에 할수록 저렴하다"는 말은 결코 과장이 아닙니다.

7) A: "예방이 최고의 절약"

치료비가 부담스러우시다면 가장 현명한 방법은 **예방과 정기검진**입니다. 스케일링, 불소도포, 실란트 같은 예방 진료는 비용이 적으면서도 효과가 큽니다. 예방에 투자하는 것이 결국 가장 큰 절약입니다.

8) A: "보험과 제도를 활용하세요"

국민건강보험에서 지원하는 스케일링(연 1회), 틀니·임플란트 보험, 어린이 실란트, 산모·노인 구강검진 등 국가 제도를 잘 활용하면 치료비 부담을 줄일 수 있습니다. 또, 일부 환자분들은 민간 치아보험을 통해 비용 보조를 받기도 합니다.

9) A: "비용보다 중요한 것"

치아는 한 번 잃으면 다시 나지 않습니다. 저는 환자분들께 항상 "치료비를 아끼려다 치아를 잃으면 결국 더 큰 비용이 든다"고 말씀드립니다. 비용만 보지 말고 치료의 장기적인 가치를 함께 고려하셔야 합니다.

10) A: "치과 치료비, 투자로 바라보세요"

치아는 단순히 씹는 도구가 아니라, 건강과 삶의 질을 지키는 자산입니다. 치과 치료비는 소비가 아니라 건강을 위한 투자라고 생각하셨으면 합니다. 작은 비용 절약보다, 평생 건강한 치아로 사는 것이 더 큰 이익이 됩니다.